RIPPOLDSAU

ET

SES EAUX MINÉRALES.

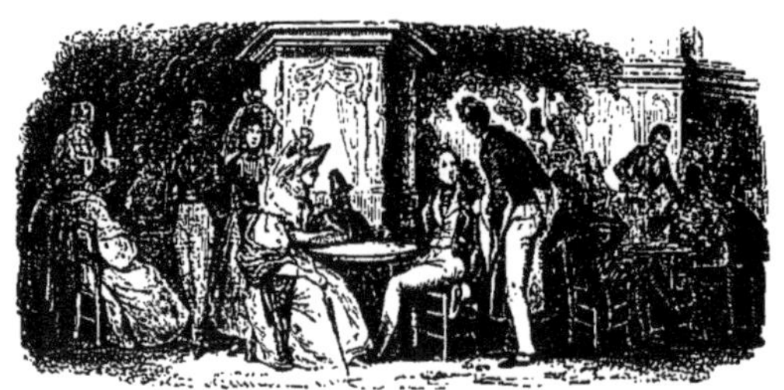

STRASBOURG,

IMPRIMERIE DE G. SILBERMANN, 3, PLACE SAINT-THOMAS.

1840.

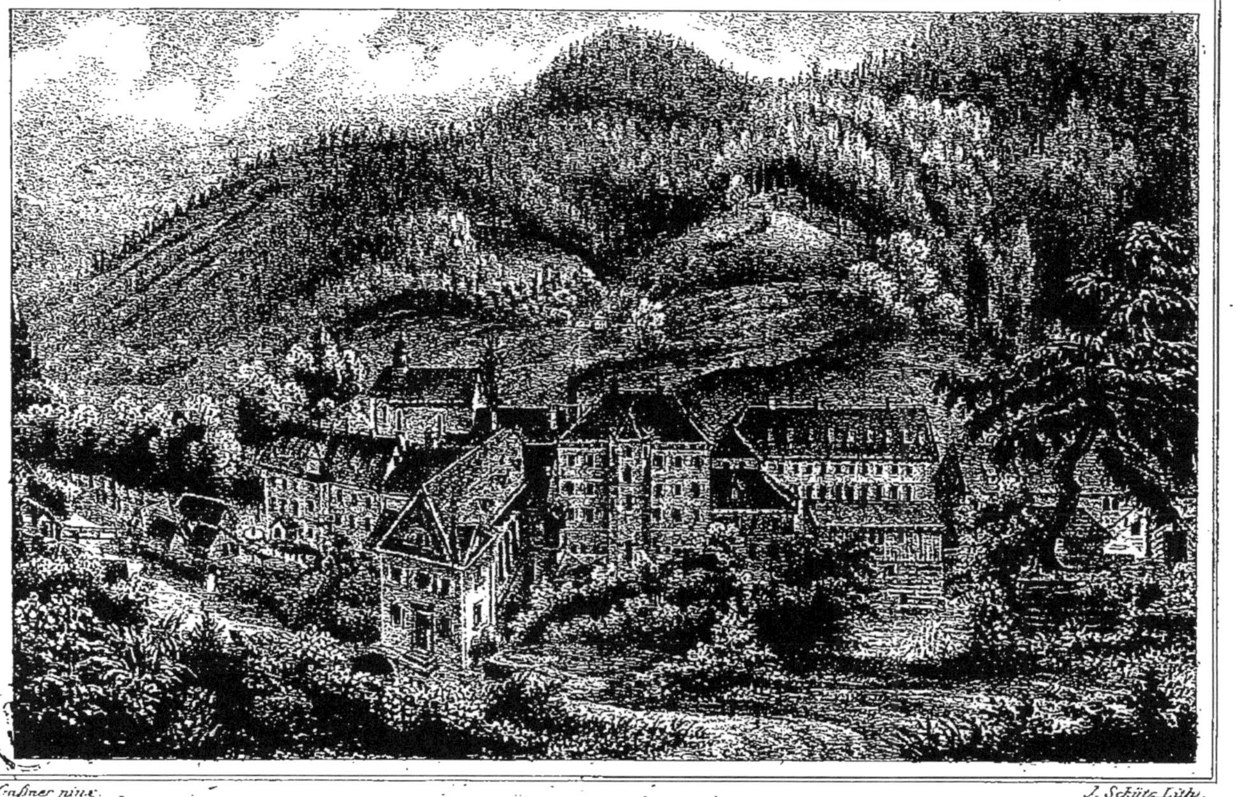

Gaßner pinx. J. Schütz Lith.

BAINS DE RIPPOLTSAU.

Colorirranstalt v. X. Stiehle in Carlsruhe.

DESCRIPTION

HISTORIQUE, TOPOGRAPHIQUE ET MÉDICALE

DES EAUX MINÉRALES

DE

RIPPOLDSAU,

D'APRÈS L'OUVRAGE

DE FEU LE DOCTEUR G. A. REHMANN,

ET DE NOTES INÉDITES

DE

M. LE DOCTEUR SAUERBECK,

MÉDECIN ATTACHÉ A L'ÉTABLISSEMENT DE CES EAUX.

AVEC UNE VUE DE RIPPOLDSAU.

STRASBOURG,

IMPRIMERIE DE G. SILBERMANN, 3, PLACE SAINT-THOMAS.

1840.

AVANT-PROPOS.

Les eaux minérales de Rippoldsau attirent chaque année un plus grand nombre de malades venant de différentes parties de la France; de là est né le besoin d'avoir une bonne description de ces eaux en français.

Sollicité par le propriétaire actuel de diriger ce travail, j'ai fait traduire ce que l'ouvrage allemand de mon honorable ami feu le docteur REHMANN contient de plus important; j'y ai ajouté le résultat de l'expérience de M. le docteur SAUERBECK qui a eu l'obligeance de mettre toutes ses notes à ma disposition. Ce médecin éclairé étant attaché depuis plusieurs années à l'établissement de ces bains, a été à même d'apprécier à leur juste valeur les effets de ces eaux dans les nombreux cas de maladies qui chaque été se présentent à son observation. J'ai pu moi-même, en raison du voisinage, et par des séjours multipliés constater le mérite pratique du présent écrit.

J'ose espérer qu'à ce titre il trouvera un accueil bienveillant près de mes confrères, et que la lecture n'en sera pas sans intérêt pour ceux qui visitent les eaux de Rippoldsau.

Strasbourg, le 6 août 1840.

STŒSS,

DOCTEUR EN MÉDECINE.

RIPPOLDSAU

ET

SES EAUX MINÉRALES.

CHAPITRE I.

TOPOGRAPHIE DE RIPPOLDSAU ET DE SES ENVIRONS.

Rippoldsau, situé dans le bailliage de Wolfach, cercle de la Kintzig, grand-duché de Bade, fait partie de l'embranchement septentrional de la vallée de la Kintzig, principauté de Fürstenberg. Ses sources minérales jaillissent au sud-ouest du Kniebis, au pied de cette montagne, l'une des plus élevées de la Forêt-Noire, à 1674 pieds au-dessus du niveau de la Méditerranée, sous une latitude nord de 48°, 26', 27" et 25°, 58', 50" de longitude. Elles se trouvent dans un vallon étroit et riant, vivifié par un air pur, et embaumé par les émanations aromatiques d'immenses forêts résineuses : ce vallon est une continuation de la vallée de Schapbach. Celle-ci, partant de la petite ville de Wolfach, s'allonge sur une ligne onduleuse et légèrement ascendante de cinq lieues de long, pour se perdre dans les montagnes, au milieu des aspects les plus magnifiques et les plus variés de la nature.

Deux routes bien entretenues conduisent à Rippoldsau : l'une qui traverse la vallée de la Kintzig et Wolfach, l'autre qui, passant par la vallée de la Rench (Renchthal), puis par les villages de Pétersthal et de Griesbach, s'élève sur les hauteurs du Kniebis; celle-ci n'a été construite que depuis 1822, et à grands frais, par le gouvernement grand-ducal, toujours plein de sollicitude pour tout ce qui peut augmenter la prospérité des établissements d'eaux minérales.

Deux autres routes atteignent aussi la croupe du Kniebis pour faire leur jonction avec la première. L'une vient d'Oppenau et l'autre de Freudenstadt. La première est préférée à la route principale qui conduit par Griesbach, parce qu'elle est moins longue; la seconde est fréquentée par les baigneurs qui viennent de la vallée de la Murg et du royaume de Wurtemberg.

Il y a cinq lieues de Rippoldsau à Wolfach, quatre jusqu'à Freudenstadt, chef-lieu cantonal du royaume de Wurtemberg, et quatre jusqu'à Oppenau par la route ordinaire du Kniebis. Un bon piéton peut aller en deux heures à Griesbach par de jolis sentiers : pour y arriver en voiture, il faut un peu plus de temps.

Les montagnes qui bordent le val de Rippoldsau sont de moyenne hauteur. Elles s'élèvent uniformément en pentes assez roides : on y rencontre, en très-petit nombre, des masses de rochers qui font saillie sous forme de murailles perpendiculaires. La plus curieuse de ces masses se trouve dans un détour de la vallée près du Burgbach : là, un entassement d'énormes blocs cubiques de granit présente au loin l'image de ruines imposantes, et surprend agréablement les yeux du promeneur.

La Wolf, rivière assez forte, poissonneuse et flottable, prend sa source au pied du Kniebis, arrose les vallées de Rippoldsau et de Schapbach, en côtoyant la route principale, passe sous vingt-trois ponts, et va se jeter près de Wolfach dans la Kintzig, qui, elle-même, va grossir le Rhin près de Kehl. Des ruisseaux nombreux affluent de toutes les parties de la montagne pour mêler leurs eaux à celles de la Wolf; et souvent cette rivière, après la fonte des neiges, ou même à la suite de pluies abondantes, gonfle, s'élance en torrent furieux et inonde la vallée.

Rippoldsau faisait autrefois partie de la commune de Schapbach. Il en a été séparé depuis quelques années, et constitue avec Sommersbach, Althaus, Grafenbach, Kasselbach, Schwabach, Reichenbach, Burgbach et Dollenbach, une commune faisant partie du bailliage de Wolfach, et comprenant 78 feux et une population de 700 âmes. Les habitations, construites en bois dans le goût de toutes celles de la Forêt-Noire, et qui rappellent au voyageur celles de la Suisse, sont éparpillées tant dans la vallée que sur les pentes des montagnes, dans les sites les plus pittoresques. Viennent ensuite les bâtiments consacrés à l'usage des eaux, au nombre de vingt, et, à une distance d'un quart de lieue, dans la vallée, l'ancien cloître de Saint-Nicolas et l'église paroissiale, qui, par leur position et leur jolie construction, ne contribuent pas peu à l'embellissement de ces lieux.

Malgré la position de Rippoldsau au pied de montagnes élevées, couvertes en hiver d'une couche de plusieurs pieds de neige, le climat est loin d'y être aussi rude et le froid aussi intense qu'on pourrait le présumer. Les montagnes elles-mêmes, richement boisées, contribuent à tempérer le froid, en protégeant la vallée contre les vents du nord. Les neiges y fondent au mois de mars, et aussitôt les prairies se parent d'une verdure magnifique, la végétation se développe avec force, et les habitants se livrent aux travaux du jardinage. En été, quand les rayons du soleil plongent dans la vallée depuis six heures du matin jusqu'à sept heures du soir, la température s'élève à un très-haut degré, sans pourtant faire tomber sur l'homme, comme dans les pays de plaine, cette pesanteur qui assoupit et paralyse ses forces. L'air constamment rafraîchi par les émanations des forêts, par celles de la Wolf et des innombrables sources qui jaillissent de toutes parts, contre-balance efficacement l'action du soleil; en revanche les étés pluvieux sont à craindre pour les baigneurs de Rippoldsau.

La vallée, naturellement arrosée par des eaux abondantes, conserve alors trop d'humidité, dont les vapeurs absorbées par l'atmosphère réagissent, d'une manière désagréable et pernicieuse, sur l'organe cutané et l'appareil pulmonaire. Quand au contraire les pluies ne sont que passagères, les eaux de la montagne se déchargent en masse et avec rapidité dans la Wolf qui grossit et souvent déborde, mais rentre, au bout de quelques heures, dans son lit ordinaire, pour offrir aux amateurs d'intéressantes pro menades couvertes de gravier et de détritus de granit. Le granit et le grès forment la base principale de toutes les montagnes de la Forêt-Noire; dans certains points ces roches sont à nu, dans d'autres elles sont recouvertes par de la terre végétale très-fertile. Des filons métalliques de différentes espèces sillonnent ces montagnes. On y a exploité autrefois plusieurs mines de cuivre, de plomb, de bismuth, et d'argent. Le plus grand nombre a été abandonné, mais on continue encore à travailler dans les plus riches. Les amateurs de minéralogie y vont chercher de beaux échantillons de carbonate de cuivre, bleus et verts, des stalactites de cuivre gris, et surtout de magnifiques fragments de phosphate de plomb vert. Les cristaux cubiques et dodécaédriques de sulfure de cuivre ne sont pas rares; il en est de même des cristaux de sulfure de plomb argentifère, etc.

Les vents d'est et d'ouest sont ceux qui dominent dans la vallée. Les cimes élevées des montagnes environnantes la mettent à l'abri des ravages de la foudre, en lui servant de paratonnerres naturels. Les orages ne s'y renouvellent d'ailleurs qu'à de longs intervalles. Ils présentent alors un spectacle imposant et terrible, rehaussé par le bruit du tonnerre dont les roulements majestueux sont répétés avec fracas par les échos des montagnes.

Ce qui prouve les qualités bienfaisantes de l'air qu'on respire à Rippoldsau, c'est que ses habitants sont en général très-bien constitués et joignent à beaucoup de vigueur un caractère ouvert et prévenant. Il n'est pas rare de trouver des vieillards de quatre-vingts à quatre-vingt-dix ans, jouissant encore d'une excellente santé, et se livrant à des travaux qui exigent beaucoup de force. Les familles sont très-nombreuses; on y trouve fréquemment huit, douze et encore plus d'enfants : il y a assez souvent des naissances de jumeaux. La nourriture et les habitudes de ces robustes montagnards sont très-simples: ils ne boivent ordinairement que de l'eau minérale, constamment à leur disposition, quoique l'eau de source ordinaire soit très-abondante et très-agréable à Rippoldsau; on ne se sert de celle-ci que pour la cuisine et pour abreuver les animaux auxquels répugne l'eau minérale. A l'exception des fièvres éruptives des enfants, on n'y voit que très-rarement des épidémies, et ce n'est que par exception qu'on y observe par fois, surtout en automne, des fièvres inflammatoires, gastriques ou nerveuses; les dyssenteries et les diarrhées sont encore plus rares. Les maladies qu'on rencontre dans ce pays, sont celles qui naissent des rudes travaux auxquels se livrent les habitants dans les montagnes et dans les forêts. De là des inflammations diverses pendant l'hiver et le printemps, et plus fréquemment encore des blessures, des fractures et des luxations. L'usage de l'eau minérale semble être contraire au développement des vers intestinaux qui sont presque inconnus dans le pays. Il résulte de cet heureux concours de circonstances que la mortalité est restreinte : aussi ne s'élève-t-elle par an qu'à un chiffre d'environ douze personnes, tant enfants qu'adultes.

CHAPITRE II.

NOTICE HISTORIQUE SUR LE BAIN ET SES SOURCES.

On ignore complétement l'époque précise où furent découvertes les eaux minérales de Rippoldsau. Elles étaient sans doute déjà connues des anciens Bénédictins du couvent de Saint-George, fondé en 1140 et situé à peu de distance de là. On sait en effet que les moines de cet ordre n'ont rien laissé échapper de ce qui pouvait être utile à l'humanité. Ils étaient protégés par les seigneurs de Wolwa, propriétaires de Rippoldsau. Frédéric Ier de Fürstenberg, épousa le dernier rejeton de cette famille et acquit ainsi la propriété de la contrée. Mais il est assez probable que le premier établissement de bain fut formé par les moines de la chapelle Saint-Nicolas, annexe du couvent de Saint-George; car, pendant plusieurs siècles, ces moines louèrent l'établissement sous le nom de *Vieille-Maison*, ainsi que la source minérale, à titre de fief héréditaire; mais par la suite des temps, la famille de Fürstenberg se l'appropria par des achats et des échanges.

Ce n'est qu'au commencement du seizième siècle que la réputation des eaux minérales, connues jusque-là seulement des habitants du pays, s'étendit au loin et attira bientôt de nombreux étrangers.

Le comte Albert de Fürstenberg est, dit-on, le premier qui se soit occupé avec un soin paternel de la prospérité de cet établissement. Il le déclara *bain libre* en mai 1579, époque à laquelle le bain appartenait aux héritiers de George Schmidt, qui le vendirent en 1587, du consentement du comte Albert, à Martin Berg, administrateur des biens de l'abbaye de Wittichen.

Le docteur Jacques Théodore de Bergzabern, dit *Tabernæmontanus* et Ulrich Geiger, médecin de la ville de Strasbourg, sont les premiers qui aient donné, vers le milieu du seizième siècle, des notices topographiques et médicales satisfaisantes sur Rippoldsau. Ces médecins, dont il existe encore un manuscrit dans les archives de la principauté de Donaueschingen, firent d'abord, en 1577 et plus tard en 1589, des recherches chimiques sur ces eaux minérales. En 1579, Tabernæmontanus examina en même temps les eaux de Rippoldsau, de Griesbach et d'Antogast et dans son ouvrage sur les eaux minérales (Francfort-sur-Mein, 1584), il appelle les sources de Rippoldsau *excellentes et très-célèbres.*

D'après ces auteurs, il existait alors à Rippoldsau deux bâtiments, tenant lieu d'auberges; une source arrivait dans la cour par un conduit en bois et servait de boisson; une autre, plus riche encore, était uniquement employée en bains.

Rippoldsau était alors très-fréquenté. Plus de cent personnes trouvaient à s'y loger, tandis que les eaux voisines de Griesbach et de Pétersthal commençaient à peine à être connues.

Les principes minéralisateurs de ces sources consistaient, selon Geiger, dans les émanations spiritueuses de l'alun, du fer, du vitriol et du soufre. Tabernæmontanus indique les mêmes principes et y ajoute encore le salpêtre et le bitume.

En 1590, le comte Albert fit embellir l'établissement; ce qui en augmenta la vogue, surtout pour la classe bourgeoise; les personnes de distinction se rendaient alors à Griesbach, grâce surtout aux intrigues de quelques médecins. Dans la nuit du 8 août 1592, les bâtiments de Rippoldsau devinrent la proie des flammes, et leur propriétaire, Martin Berg, se trouvant hors d'état de les reconstruire, fut secouru par le comte Albert et les moines de Saint-George. De nouveaux bâtiments, plus convenables, s'élevèrent d'après des plans fournis par les docteurs Ulrich Geiger, Jean Vogessen de Strasbourg, et Vénérand Gabler de Rottveill.

La réputation de Rippoldsau allait toujours en augmentant, et l'ouvrage de Geiger (Rottveill, 1605, in-4°) n'y contribua pas peu. Environ vingt ans après, le nombre des baigneurs était déjà tel que le gouvernement de la vallée de la Kintzig se vit dans la nécessité de faire un règlement sur la police du lieu et de fixer une taxe pour les aliments et les logements (1630).

L'armée des Suédois, pendant la guerre de trente ans, détruisit (1643) ce qu'on avait élevé à grands frais à peine cinquante ans auparavant, et ce n'est qu'après le traité de Westphalie que le comte Frédéric-Rudolphe de Fürstenberg fit rechercher la source sous les décombres, l'entoura de pierres de taille et releva les bâtiments qui furent mieux disposés qu'ils ne l'avaient été jusque-là. Pendant qu'on s'occupait de cette construction, le nombre des baigneurs fut naturellement restreint, tandis qu'à Pétersthal, Antogast et Griesbach, qui avaient moins souffert de la guerre, l'affluence des malades était plus considérable; c'est à cette époque que parut l'ouvrage du docteur Sébitz (Strasbourg 1655, in-8°, 2e édit.) sur les abus des sources minérales. D'après lui, les propriétés tant chimiques que médicales étaient les mêmes à Griesbach et à Rippoldsau.

Peu après, on livra à l'impression un nouveau règlement et un rapport sur l'efficacité des eaux de Rüppoltzaw ou Rüppliesaw (Strasbourg 1658, Fribourg 1660, et

Strasbourg 1684). L'auteur en est inconnu. Au reste, le travail ne diffère que peu de celui de Geiger : on y cherche surtout à faire prévaloir Rippoldsau en l'indiquant comme mère des autres sources environnantes.

En 1670, Maximilien-François, fils et successeur de Frédéric-Rodolphe de Fürstenberg, vendit l'établissement ainsi que ses dépendances au Père Roman, abbé du couvent de Gengenbach. Celui-ci fit faire des améliorations nombreuses; il construisit le grand hôtel qui existe encore aujourd'hui, et rendit le chemin de Wolfach à Rippoldsau plus praticable en faisant sauter des rochers qui gênaient le passage. Le couvent de Gengenbach ne resta en possession de Rippoldsau que durant dix-huit ans, pendant lesquels il loua successivement l'établissement à deux fermiers, George Fischer d'Oppenau et Jean Gall de Strasbourg.

L'abbé Placide, successeur de Roman, trouvant les charges et l'entretien de Rippoldsau trop onéreux, le céda de nouveau, en 1687, à la maison de Fürstenberg pour la somme de 8,000 florins, prix d'achat, plus 2,000 florins pour les nouvelles constructions. La même année, la famille de Fürstenberg céda, comme gage hypothécaire, Rippoldsau à Wolfgang Stärtzer de Greifenberg, commandant de la forteresse de Philippsbourg, ainsi qu'à sa femme Ève Gluck. Il paraît que ces deux époux surent bien exploiter leur acquisition; car d'après le témoignage du docteur Edel, le nombre des baigneurs était alors tel qu'on fut obligé de loger les étrangers dans des fermes environnantes, dont plusieurs étaient à deux lieues de distance. Cependant les bâtiments de l'établissement pouvaient contenir quelques centaines de personnes.

En 1705, Rippoldsau se vit menacé de perdre pour toujours ses eaux bienfaisantes. Le comte Prosper-Ferdinand de Fürstenberg ayant fait exploiter dans la vallée de la Kintzig une mine de cuivre, il arriva qu'on ouvrit une des veines de la source qui, en se perdant dans un puits de la mine, située derrière la cuisine, mit pour toujours à sec le bassin supérieur. Ce malheur fut cause que la maison de Fürstenberg se vit obligée de reprendre Rippoldsau qui avait perdu presque toute sa valeur. Après beaucoup de tentatives inutiles, un mineur nommé Koller, parvint en 1714 à découvrir deux nouvelles sources qu'on encaissa les années suivantes : l'une reçut le nom de *source de Joseph*, l'autre de *source de Louis*. La crainte d'une nouvelle fuite d'eau fit interdire toute exploitation de mines dans les environs de Rippoldsau.

En 1716, une inondation ayant eu lieu dans la vallée, combla de gravier le puits de la mine et fit reparaître inopinément, à peine à quelques pieds de distance de l'ancienne source, une nouvelle beaucoup plus riche que les deux qui avaient été découvertes deux années auparavant.

Les docteurs Léonard Hurter de Schaffhouse et Jean Böckler, professeur de Strasbourg, entreprirent en 1717, sur l'invitation de l'autorité, l'examen des trois sources de Rippoldsau, comparativement avec celles de Griesbach et de Pétersthal, et les trouvèrent également fortes et salutaires. Sur le conseil de ces deux médecins, on fit de nouvelles réparations pour la commodité des baigneurs, et on confia l'établissement à François Loll de Fribourg, en même temps que la surveillance en fut recommandée au bailli de Wolfach.

Pour faire connaître au public les sources retrouvées, l'autorité fit imprimer un extrait du travail de Hurter et de Böckler (1717 et 1728).

Gärtner en fait aussi mention dans sa dissertation (*Dissertatio de thermis serinis et zellensibus præside Zellero.* Tubingue 1729). Bientôt les eaux trouvèrent un grand débit à l'étranger, surtout en Suisse; mais on ne sait si à cette époque l'affluence des baigneurs était redevenue aussi forte qu'auparavant.

En 1750, on trouva que l'eau minérale avait perdu beaucoup de ses vertus par son mélange avec de l'eau ordinaire. Deux années après, les deux sources supérieures et inférieures tarirent complétement sans cause connue; mais déjà en 1753, le chef des mines, Mayer, découvrit des sources très-abondantes, tout près de l'ancienne perdue par l'exploitation des mines. L'eau de ces nouvelles sources fut ensuite examinée par plusieurs médecins distingués, entre autres par Edel, qui, dans une description de Rippoldsau, p. 31, rend compte de l'analyse qui en a été faite; elle était tellement satisfaisante que le prince Joseph-Guillaume-Ernest fit faire de nouveaux encaissements en pierre de taille, fit réparer et agrandir les bâtiments et voulut qu'on donnât son nom à la source la plus forte et la plus riche, et celui de son fils, le prince héréditaire, à la seconde : de là les dénominations, conservées jusqu'aujourd'hui, de source de Joseph et de source de Wenzel.

En 1756, Jean-Martin Meyer, médecin du cardinal Roth, évêque de Constance, Joseph-Lambert Baader, de l'université de Fribourg, Jean-Michel Böhm et Samuel-Frédéric

König, de la faculté de médecine de Strasbourg, se réunirent à Rippoldsau, sur l'invitation du prince, afin d'apprécier les qualités physiques et médicales des eaux minérales; ils trouvèrent qu'elles renfermaient un air fixe très-agréable et très-pénétrant (acide carbonique libre), une forte proportion de matière saline semblable à du sel de Glauber et beaucoup de fer, et que, par conséquent, elles devaient posséder beaucoup de vertus curatives. La source de Wenzel leur parut contenir les mêmes principes, mais en moindre proportion que celle de Joseph, et devoir, par conséquent, être recommandée de préférence aux personnes faibles et délicates. Le suffrage de ces médecins; devint pour l'établissement, l'occasion de nouvelles améliorations. A cette époque (1758), parut à Fribourg en Brisgau, l'ouvrage de Léonard Edel de Wolfach, sous le titre : de *Fons aquæ salientis in Vitam*, dans lequel il fait un pompeux éloge de ces eaux minérales. Quatre ans plus tard, parut une thèse sur la même matière à Strasbourg; elle fut soutenue par Jean Böckler, sous la présidence de Jean Spielmann. Dans cette dissertation, qui est un des meilleurs écrits qu'on puisse consulter sur cette matière, l'auteur remarque que plusieurs sources minérales s'échappent encore dans les environs de Rippoldsau et diffèrent peu de la fontaine principale, ainsi que cela se voit encore aujourd'hui : il est dit aussi que l'eau dépose une boue rougeâtre dont il faut souvent débarrasser le bassin, que les animaux ne boivent point de cette eau, que les écrevisses et les poissons n'y peuvent vivre.

Grâce à la sollicitude continuelle de la maison de Fürstenberg, qui n'a reculé devant aucun sacrifice, les bains de

Rippoldsau ont continué à jouir d'une vogue méritée, qui n'a fait que s'accroître d'année en année.

L'établissement fut exploité tantôt par les propriétaires eux-mêmes, tantôt par des fermiers. Un de ces derniers, Xavier Gœringer de Bühl, père de Balthasar Gœringer, propriétaire actuel des bains, a fait faire pendant les quarante années (1778-1818) qu'il eut l'établissement entre ses mains, des améliorations nombreuses et dignes d'éloges. L'exploitation des sources pour la boisson et les bains, ainsi que pour l'expédition au dehors, était confiée à un fermier particulier.

En 1782, on usa d'une si grande quantité d'eau que les deux sources ne suffirent plus, et qu'on fut obligé d'agrandir les bassins, d'en creuser le fond et d'opérer aussi des changements au canal d'écoulement qui se rendait du bassin à la Wolf.

Pendant qu'on était occupé à cette opération, entreprise sur les ordres du prince Joseph Wenzel, on découvrit une nouvelle source minérale, qui fut immédiatement encaissée, et que l'analyse chimique, faite par le pharmacien Kirsner, à Donaüeschingen, démontra être plus riche en principes que les autres sources; ce qui fit soupçonner qu'on pouvait fort bien avoir retrouvé l'ancienne source perdue en 1705. L'encaissement en fut opéré avec soin et on le fit communiquer à l'aide d'un conduit de douze pieds de long avec le bassin qui se trouve dans la halle (*Brunnenhaus*), où l'on boit : c'est elle qu'on appela dès lors source de Joseph.

L'ancienne et faible source de Wenzel fut entièrement négligée, et on donna son nom à celle qui portait auparavant le nom de source de Joseph, et dont on emploie encore aujourd'hui l'eau, tant en boisson qu'en bain; on augmenta la quantité d'eau que fournit cette dernière en y faisant arriver, à l'aide d'une machine, de l'eau tirée du puits situé derrière la cuisine. Une nouvelle analyse, entreprise sur les lieux par le docteur Wegbecker de Wolfach et par Charles-François Kirsner, pharmacien à Donaueschingen, témoigna de la richesse des eaux en acide carbonique, sels neutres, terres, etc.

Le docteur Joseph Rehmann, nommé médecin du prince de Fürstenberg en 1787, fit une étude spéciale des eaux de Rippoldsau et s'assura par une longue expérience et par des observations multipliées de l'efficacité de ces eaux dans une foule de maladies chroniques qui avaient résisté aux médications ordinaires: ces travaux n'ont pas peu contribué à la vogue dont jouit actuellement Rippoldsau. Il fit, de concert avec le pharmacien François-Charles Kirsner, une nouvelle analyse qui fut publiée en 1791; ce furent aussi eux qui entreprirent la fabrication du sulfate de soude par la distillation des eaux de Rippoldsau, dont le succès dura jusqu'à la guerre avec la France : déjà en 1756, le docteur König de Strasbourg avait donné le conseil de retirer du sel des eaux de Rippoldsau, et la faculté de Strasbourg en fit un rapport en 1758.

Klaproth de Berlin analysa la nouvelle source de Joseph en 1806 : l'eau lui fut envoyée dans des bouteilles bien fermées; le résultat de ses recherches se trouve dans le 4e volume des *Beiträge zur chemischen Kenntniss der Mineralkœrper*, 1807, et dans le journal de chimie et de physique, vol. I, cah. 4e, 1806, ainsi que dans l'ouvrage de Kœlreuter, *die Mineralquellen im Grossherzogthum Baden*, 1820-1822, qui y a joint une analyse faite par lui-même antérieurement et une autre par le chimiste Salzer.

Le prince actuel, Charles Egon de Fürstenberg, digne de ses nobles aïeux par son zèle pour l'humanité souffrante, s'intéressa vivement à Rippoldsau et n'épargna rien pour rendre le séjour de ces bains aussi agréable et aussi utile que possible. En 1820, il fit enlever les anciens encaissements, fit découvrir la source de Joseph, la disposa de manière à ce qu'on en puisse boire l'eau immédiatement à sa sortie de terre, et donna à la halle où vont boire les baigneurs la forme qu'elle a aujourd'hui.

Depuis cette époque, Rippoldsau tient un des premiers rangs parmi les bains; le concours des étrangers alla en augmentant et se trouva souvent si considérable que le bâtiment actuel ne put suffire, et qu'on fut obligé d'en loger un grand nombre dans l'ancien couvent de Saint-Nicolas. Feu le grand-duc Louis de Bade honora même à plusieurs reprises Rippoldsau de sa présence, et lui prouva tout son intérêt paternel en faisant construire la magnifique route, qui, passant par dessus le Kniebis jusqu'à Griesbach, joint la vallée de la *Rench* et ses bains avec celle de Schapbach et le bain de Rippoldsau. Les sacrifices que le prince Charles Egon de Fürstenberg fut obligé de faire pour soutenir la réputation de Rippoldsau, étant bien au-dessus de ce qu'il pouvait exiger de ses fermiers, sans leur imposer des charges trop onéreuses, il résolut d'abandonner à un prix très-modique toute la propriété, les bâtiments et les sources, à M. Balthazar Gœringer, le plus jeune fils de son ancien fermier, à condition qu'il poursuivrait les embellissements commencés et continuerait à mériter l'estime que le public lui avait accordée depuis plusieurs années, pendant lesquelles il n'avait été que simple fermier.

Déjà le temps a prouvé que M. Gœringer n'a rien négligé pour faire de Rippoldsau un des bains les plus avantageusement connus.

En peu de temps, il a élevé des constructions considérables; il a fait faire d'importantes améliorations de tout genre.

En 1830, l'attention de quelques baigneurs ayant été frappée du grand nombre de bulles de gaz qui s'échappaient, et de l'oxyde de fer que déposait une des nombreuses sources qui se trouvaient le long de la Wolf, ils en firent l'observation à M. Gœringer, qui déblaya le terrain et découvrit bientôt une source très-abondante qu'on encaissa provisoirement avec du bois et peu de temps après avec des pierres de taille. On l'appela la *source de Léopold*, en l'honneur du prince régnant du grand-duché de Bade.

On s'est assuré depuis que déjà en 1714 cette même source avait été connue du mineur Koller, qui, chargé de la recherche de nouvelles sources pour la maison de Fürstenberg, en trouva huit, dont la plus abondante était à l'endroit même où est aujourd'hui la source de Léopold.

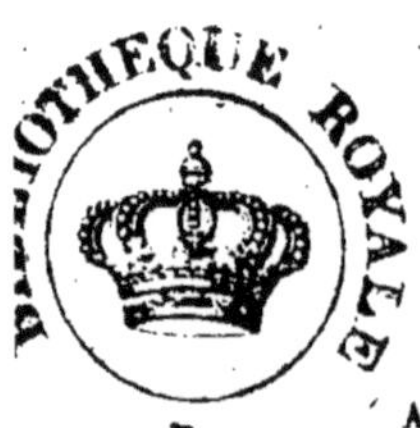

CHAPITRE III.

ANALYSE CHIMIQUE DES EAUX DE RIPPOLDSAU.

De toutes les analyses qui ont été faites jusqu'à ce jour,

la dernière est de l'année 1826; elle fut faite par M. Kœlreuter, aidé dans ses opérations par M. Auguste Rehman, médecin de l'établissement, et par son frère Frédéric Rehman, conseiller et médecin du prince de Sigmaringen.

Le savant chimiste de Carlsruhe s'est transporté sur les lieux par un temps très-serein, au mois d'août; il a examiné les principales sources.

Source de Joseph.

La fontaine de Joseph sort de plusieurs fissures d'un roc de gneis. Le réservoir, construit en grès, carré en dehors, a la forme d'un cylindre creux en dedans. Il est fermé par un couvercle en étain, par-dessus lequel s'en trouve un autre en bois, ressemblant à une trémie renversée.

L'intérieur de ce réservoir a 2' 7" de haut sur 1' 5" 4''' de large: c'est de son fond, ainsi que de quelques fissures latérales que jaillit l'eau minérale; de temps à autre, on voit s'élever de grosses bulles d'acide carbonique. Le bassin peut contenir 137 litres; si on le vide, il se remplit de nouveau au bout d'une heure: lorsqu'il est plein, le surplus de l'eau s'écoule par un conduit en étain.

Pour remédier à l'inconvénient qui résultait du dégagement de gaz acide carbonique, sous forme de grosses bulles, à travers l'eau contenue dans le bassin, on a fait couvrir le fond d'où venaient ces bulles avec une cloche en étain, criblée de très-petits trous par lesquels le gaz se trouve tellement divisé qu'il est dissous avant d'arriver à la surface supérieure de la colonne de liquide qu'il est obligé de traverser. L'expérience a prouvé combien cette disposition est avantageuse pour retenir le gaz : la saveur de l'eau est plus constamment la même; mais il arrive par là que les bouteilles qu'on remplit éclatent fréquemment. L'eau de la source de Joseph est claire et incolore. La saveur en est d'une acidité agréable, légèrement astringente comme une solution de fer très-étendue; elle répand aussi une odeur ferrugineuse, lorsqu'on la frotte entre les mains.

La température est + 8 degrés Réaumur, la pesanteur spécifique 1005 : 1000. L'acidité de l'eau est en général de 28 degrés; elle est plus forte par un temps clair, calme, et surtout le matin.

Par l'analyse chimique, on a trouvé dans une livre (16 onces) d'eau de Joseph les principes fixes suivants :

Carbonate de chaux	9,48	=	Bicarbonate	13,60
Carbonate de protoxyde de fer	0,76	=	Idem.	1,05
Carbonate de protoxyde de manganèse	0,57	=	Idem.	0,78
Carbonate de magnésie	0,16	=	Idem.	0,18
Sulfate de soude cristallisé	15,60	=	Idem.	15,60
Sulfate de chaux	0,48	=	Idem.	0,48
Phosphate de soude	0,24	=	Idem.	0,24
Phosphate d'alumine et de magnésie	0,18	=	Idem.	0,18
Silicate d'alumine	1,09	=	Idem.	1,09
Muriate de soude	0,12	=	Idem.	0,12
Muriate de potasse	traces			
Muriate de magnésie	0,24	=	Idem.	0,24
Matière extractive bitumineuse et traces de fluate de chaux	0,12	=	Idem.	0,12
Total	29,04			33,68

Les sels ont été évalués comme se trouvant à l'état de cristallisation.

Gaz acide carbonique 32,40 pouces cubes; acide carbonique 25,58 idem.

Personne ne doutera plus aujourd'hui que les carbonates renfermés dans les eaux acidulées ne soient à l'état de bicarbonates. C'est pourquoi l'on a ajouté dans la seconde colonne des chiffres un surplus d'acide carbonique pour les quatre premiers sels; ce qui augmente le poids de la totalité des matières fixes de gr. 4,64; et comme on n'obtient l'acide carbonique que par une distillation qui décompose les bicarbonates, il faut déduire du volume de gaz acide carbonique autant de pouces cubes que pèsent gr. 4,64.

Source de Wenzel.

Elle ne jaillit qu'à quelques pas de la source de Joseph. Son réservoir en grés forme un carré long : il a 2′ 8″ 8‴ de haut, 1′ 9″ 6‴ de long et 1′ 8″ 8‴ de large; il est fermé par un couvercle en bois et contient 287 litres. L'eau y arrive par quatre fentes ouvertes dans un roc de gneis, et le remplit en deux heures vingt-quatre minutes.

L'eau est tout aussi claire que celle de la source de Joseph; mais elle est moins sapide et moins odorante.

La température est de + 8 degrés Réaumur; la pesanteur spécifique de 10,025 : 10,000 et l'acidité de 20 degrés. Elle contient en matières fixes :

Carbonate de chaux	5,30	=	Bicarbonate	7,60
Carbonate de protoxyde de fer	0,43	=	Idem.	0,59
Carbonate de protoxyde de manganèse	0,32	=	Idem.	0,43
Carbonate de magnésie	0,09	=	Idem.	1,00
Sulfate de soude cristallisé	8,87	=	Idem.	8,87
Sulfate de chaux	0,26	=	Idem.	0,26
Phosphate de soude	0,14	=	Idem.	0,14
Phosphate d'alumine et de magnésie	0,21	=	Idem.	0,21
Silicate d'alumine	0,67	=	Idem.	0,67
Muriate de soude	0,08	=	Idem.	0,08
Muriate de potasse	traces			
Muriate de magnésie	0,14	=	Idem.	0,14
Matière extractive bitumineuse et traces de fluate de chaux	0,09	=	Idem.	0,09
Total	16,60			20,08

Gaz acide carbonique 23,60; acide carbonique 20,20.

Source de Léopold.

Celle-ci est enfermée dans un cylindre de 3' 8 1/2'' de haut et de 1' 2'' de diamètre. L'eau, mêlée de temps en temps de bulles de gaz, jaillit par trois fentes d'un roc de sulfate de baryte, dans lequel a été pratiquée une excavation d'un pied de profondeur. Ce réservoir contient 118 litres; il se remplit en 79 minutes, et de son conduit d'écoulement il s'échappe par heure 100 litres. Au fond l'on a placé, d'après le conseil de M. Kœlreuter, une cloche en étain devant servir de gazomètre, et de laquelle on peut retirer à volonté de l'acide carbonique pour donner des bains et des douches de gaz.

L'eau de cette source est claire; elle a une légère odeur d'hydrogène sulfuré et une odeur de sel ferruginé lorsqu'on la frotte entre les mains. La saveur est agréable, légèrement acide, astringente et un peu sulfureuse.

La température de cette source est de 9 degrés Réaumur : sa pesanteur spécifique de 1003 : 1000 et l'acidité de 24 degrés.

Elle contient en matières fixes :

Carbonate de chaux................	6,15	=	Bicarbonate	8,82
Carbonate de protoxyde de fer.......	0,62	=	Idem.	8,85
Carbonate de protoxyde de manganèse	0,40	=	Idem.	0,55
Carbonate de magnésie.............	0,20	=	Idem.	0,22
Sulfate de soude cristallisé.........	12,20	=	Idem.	12,20
Sulfate de chaux....................	0,30	=	Idem.	0,30
Silicate d'alumine...................	0,33	=	Idem.	0,33
Muriate de soude....................	0,16	=	Idem.	0,16
Muriate de magnésie...............	0,34	=	Idem.	0,34
Sulfate de potasse..................	0,51	=	Idem.	0,51
Asphalte de sulfurifère.............	0,20	=	Idem.	0,20
otal.................	21,41	=	Idem.	24,48

Gaz acide carbonique 28,50; acide carbonique 24.

Sources servant aux bains placés derrière la cuisine.

Cette source n'est encaissée qu'en bois, et on y puise l'eau au moyen d'une pompe, pour la faire arriver dans les bains. Elle fournit par heure 610 litres; l'analyse chimique a donné les mêmes résultats que pour la source de Wenzel.

Enfin, sur la rive gauche de la Wolf, il existe encore une source, dont les eaux ne sont pas recueillies : elles jaillissent des fentes d'une maçonnerie en grès et sont mélangées avec de l'eau douce. Il s'en écoule par heure 1082 litres.

CHAPITRE IV.

DE L'ÉTABLISSEMENT.

L'emplacement occupé par les bâtiments d'où jaillissent les sources, est dans la partie la plus rétrécie de la vallée, dominée à l'est par le Sommerberg, et à l'ouest par le Winterberg. L'espace est cependant assez considérable pour contenir dix grands bâtiments avec plusieurs autres constructions accessoires, ainsi que l'habitation du garde forestier et quelques métairies. Au milieu de ces habitations se trouve une vaste cour, le long de laquelle coule à l'est le rapide torrent de la Wolf. Les bâtiments de l'établissement sont construits dans un style très-simple: ils sont spacieux et commodes, et ont le grand avantage de communiquer ensemble par des corridors couverts, en sorte que les baigneurs peuvent les parcourir à pied sec et se rendre ainsi aux sources, aux bains, à la salle à manger et à celle de conversation, sans s'exposer à l'humidité.

En arrivant de la vallée sinueuse de Schapbach, on est agréablement surpris à la vue de Rippoldsau, qui se présente tout à coup au bout d'une belle allée de tilleuls. Le voyageur, qu'il vienne par Wolfach ou du côté opposé par le Kniebis, arrive toujours devant l'hôtel, dit *Neuf*, construit par le couvent de Gengenbach en 1673. Ce bâtiment a la façade tournée vers l'ouest et se compose d'un rez-de-chaussée, dans lequel on trouve, à gauche, un grand poêle d'auberge, et, à droite, un salon très-élégamment meublé, tenant lieu de salle de conversation, lorsque le mauvais temps ne permet pas de sortir; au-dessus, il y a deux étages, traversés par des corridors larges et clairs, dans lesquels les baigneurs se promènent en temps de pluie. De chaque côté de ces corridors se trouvent des chambres, dont les unes ont vue sur la cour, et les autres sur le Sommerberg et la Wolf. Ces chambres, au nombre de vingt-neuf, sont pour la plupart assez grandes pour contenir deux lits : il y a aux mansardes des pièces destinées aux domestiques.

Sur le côté, et un peu plus en arrière de ce bâtiment, se trouve une autre construction contiguë, élevée par Joseph-Guillaume de Fürstenberg : elle renferme au rez-de-chaussée la cuisine et les celliers. Au premier se trouve une grande salle élégamment décorée, servant aujourd'hui de salle de danse et communiquant par derrière avec une autre salle, plus vaste encore, qui est la salle à manger. Celle-ci, d'un goût très-recherché, et pouvant contenir plus de deux cents personnes, fut construite en 1830, par M. Gœringer. On peut passer encore de la salle de danse dans un autre bâtiment, qui est le plus beau de tous; il a été récemment construit sur l'emplacement où était autrefois la maison dite *Vieille*, bâtie par Frédéric-Rodolphe de Fürstenberg, dans la même direction que les bâtiments neufs ou de Gengenbach : il renferme, au rez-de-chaussée, les bains, et, dans les étages supérieurs, trente-six chambres très-convenablement meublées. De ce nouveau bâtiment on peut passer, à pied sec, dans la salle des bains ainsi que dans la salle des sources, où l'on arrive par un balcon couvert, construit par-dessus la route. La façade de la halle regarde le sud transversalement à la vallée et ferme ainsi la cour. Le prince, Joseph-Guillaume-Ernest, la fit réparer en 1755-1756, lorsqu'on retrouva la vieille source; il la fit agrandir en y ajoutant un nouveau bâtiment. En 1820, le prince Charles Egon, y fit pratiquer deux entrées donnant sur la cour. Cette halle est en forme d'un carré long et se trouve contiguë, par sa face nord, au pignon d'un autre bâtiment construit le long de la route, vers le Kniebis. Il renferme, au rez-de-chaussée, une belle salle dite *salle de la source*, et ne fait qu'un seul tout avec la halle. Cette dernière, assez vaste, est éclairée du côté du sud par les deux portes d'entrée et par cinq fenêtres cintrées : à l'est se trouvent encore quatre fenêtres. Au centre est le bassin de la source, entouré d'une galerie en bois; pour s'en approcher, on descend quelques marches; c'est là qu'on reçoit l'eau que des personnes attachées à ce service puisent dans la source, et tendent aux baigneurs dans des porte-gobelets en bois montés sur de longs manches. Cette manière de puiser l'eau est d'un usage très-ancien dans l'établissement; par là, on évite l'inconvénient de tremper les mains dans la source même. Deux escaliers conduisent tout près des sources, situées à quinze pieds plus bas que la halle. C'est là qu'on peut voir la source de Joseph vers le sud; celle de Wenzel, un peu plus haut, du côté opposé. La salle, dite *de la source* et attenante à la halle, est très-longue et bien éclairée; les baigneurs s'y promènent les jours de pluie; ils y sont parfaitement garantis contre les courants d'air et peuvent trouver de la distraction dans l'étalage des nombreuses boutiques dont cette salle est garnie.

M. Gœringer, toujours occupé à faire des améliorations, a construit au-dessus de la halle des étages, dont les appartements ont vues sur la cour et sur la promenade. Vis-à-vis l'hôtel principal, dit *de Gengenbach*, se trouve une maison, située en arrière sur une petite colline; elle renferme douze chambres. A côté et un peu plus avant dans la cour, il y a un autre bâtiment plus vaste, appelé *Fürstenbau* et construit en 1650, par Frédéric-Rodolphe; il servait autrefois d'hôtel principal; aujourd'hui, son rez-de-chaussée est converti en salle de lecture et en bureau de poste; au-dessus, il y a dix-sept chambres très-bien garnies, pouvant servir à de grandes familles; sa toiture est surmontée d'un clocher renfermant une horloge; dans un bâtiment latéral, contigu et élevé en 1767, il existe une salle de billard. A peu de distance de là se trouve la chapelle, construite en 1672, par le révérend père Roman, abbé de Gengenbach; elle renferme trois autels. Gaspard

Schorps, suffragant de François Jean, évêque de Constance, bénit cette chapelle le 22 juillet de l'année suivante et la dédia à sainte Magdeleine; on y célèbre l'office tous les dimanches, et il s'y dit plusieurs messes dans la semaine.

Une buanderie d'un côté de la route, et un moulin de l'autre, terminent les deux files de bâtiments vers la promenade. L'espace compris entre les diverses constructions forme une grande cour longue de deux cent soixante-quatre pieds sur soixante-quinze de large. En dehors de cette cour, et le long de la route, vers le Kniebis, sont les écuries, les remises, les hangars où l'on emballe les bouteilles, la demeure du garde forestier ainsi que quelques maisons particulières. Quoique l'établissement contienne, outre un nombre considérable de petites pièces, cent soixante-huit chambres bien garnies, pouvant pour la plupart être chauffées, il n'y a souvent pas assez de place pour loger tous les étrangers qui affluent dès le commencement de la belle saison : on fera en conséquence toujours bien de retenir un appartement quelques jours à l'avance.

Il nous reste encore à parler du rez-de-chaussée du nouveau bâtiment, appelé autrefois *Vieille-Maison,* où se trouvent les bains et les douches, tant d'eau que de vapeur; une grande salle, ayant deux portes vitrées sur la cour, occupe le milieu, et peut être chauffée au besoin: des deux côtés de cette salle sont les cabinets de bain au nombre de vingt et un, fort beaux, renfermant chacun une et même deux baignoires en bois vernis. L'eau y arrive par des conduits munis de robinets en cuivre. Chaque cabinet contient une table, une glace, un tapis, un cordon de sonnette, etc.; le linge qui sert à essuyer le corps est chauffé à l'avance dans une chambre voisine. Des thermomètres sont à la disposition des baigneurs, qui sont priés de les rendre chaque fois après s'en être servis. Sur le même palier se trouvent trois cabinets de douche, présentant les dispositions les plus convenables; en dehors de cette salle existe un petit bâtiment contigu, renfermant neuf petits cabinets, un peu moins élégants, le séchoir et le logement du servant. Plus en arrière se trouve la chaudière avec son réservoir d'eau minérale; celle-ci est puisée dans la source, derrière la cuisine, à l'aide d'une double série de conduits, aboutissant à des pompes aspirantes et foulantes. Deux cabinets sont destinés à des bains de vapeur généraux et locaux; des appareils y ont été disposés pour des bains aromatiques. Depuis trois ans, on peut aussi prendre à Rippoldsau des bains de gaz acide carbonique, recueilli à la source de Léopold : depuis la même époque, on prépare encore des bains de soude et d'hydrogène sulfuré, d'après une formule donnée par le savant docteur Kœlreuter.

Dans un autre chapitre, nous parlerons plus longuement de cette heureuse amélioration à laquelle de nombreux malades ont dû leur rétablissement.

Le service des bains se fait d'une manière très-convenable; il est soumis à la surveillance spéciale d'une personne chargée en même temps de la comptabilité de cette partie de l'établissement et de l'expédition de l'eau minérale.

La saison des eaux commence ordinairement avec les premiers jours de juin et finit vers la mi-septembre. Le nombre des baigneurs augmente d'année en année; il atteignait une moyenne de cinq à six cents jusqu'en 1830. Il a doublé dans les dix dernières années.

La table est tenue de manière à concilier les règles de la diététique avec les exigences des goûts les plus variés; mais comme tous les convives ne sont pas à Rippoldsau pour motifs de santé, on est dans le cas de servir sur la table commune des mets qui ne conviendraient pas aux baigneurs proprement dits. Pour les distinguer, on a la précaution de donner une forme particulière et de faire entourer d'un cercle bleu la vaisselle dans laquelle on sert les aliments défendus à ces derniers. Le prix de la table est à la portée de toutes les fortunes; on paye 1 fl. pour le dîner le mieux servi sans vin, et 1 fl. 30 kr. en le faisant porter chez soi. Les enfants ne payent que moitié. Le soir, on soupe à la carte; la chopine de vin coûte 12 kr., le déjeûner au café 18 kr., ou à la soupe 6 à 8 kr. Une autre table est servie à 30 kr., et enfin une troisième pour la classe inférieure de 18 à 12 kr.

Le prix des chambres varie depuis 12 kr. jusqu'à 3 fl. par jour. Il y a trois prix pour les bains : ils sont de 12, 18 et 24 kr. Un bain de vapeur entier coûte 48 kr. et un bain de douche 48 kr. à 1 fl. Une caisse commune reçoit les pour-boire destinés aux sommeliers et aux cuisiniers. Quant aux personnes attachées aux cabinets de bains et au service des chambres, elles sont rétribuées selon le zèle qu'elles ont montré et selon le bon vouloir des baigneurs.

Des écuries bien aérées et des remises commodes servent à loger les équipages. Le propriétaire a des voitures toujours à la disposition des personnes qui désirent faire des excursions. Des diligences et des voitures de retour pour toutes les directions facilitent le départ et l'arrivée des voyageurs.

Un médecin particulier est attaché à l'établissement depuis bien des années; il a une petite pharmacie à sa disposition. Le propriétaire a voulu que le pauvre profitât aussi de ces eaux bienfaisantes : il reçoit les indigents munis de certificats, et leur fait donner les secours que leur état exige.

Quant à la correspondance des lettres, elle se fait d'une manière très-régulière; tous les matins, à cinq heures, un facteur attaché à l'établissement apporte les lettres et les paquets; il repart à huit heures.

De l'emploi ordinaire de la journée.

La manière de vivre et de passer la journée est assez uniforme; cependant elle ne laisse pas que d'être très-récréative. Habituellement on se lève de bonne heure pour prendre un bain ou pour se rendre à la source près de laquelle toute la société des baigneurs se réunit dès les six heures du matin. Pour empêcher l'échange des verres, on les place dans de petites armoires sur la porte desquelles sont écrits les noms des buveurs. Ceux-ci se promènent dans la salle et dans les corridors. Des conversations particulières et une musique harmonieuse rendent ce moment de la journée fort agréable. Une heure après avoir bu la quantité d'eau minérale prescrite, on prend le déjeûner au grand air. Ceux qui n'ont pas pris le bain de très-bonne heure s'y rendent entre dix et onze heures, puis vont se reposer. En attendant le dîner, on se livre à diverses occupations, telles que la correspondance, la toilette, la lecture des journaux, etc. On se met à table à une heure : les baigneurs sont placés d'après la date de leur arrivée.

Des promenades à pied et en voiture, des parties de billard, de whist, etc., occupent l'après-dîner. A cinq heures, on ouvre de nouveau la halle de la source pour ceux qui sont obligés de boire une seconde fois de l'eau minérale; d'autres malades vont au bain. A huit heures, presque toute la société se réunit dans la salle à manger, où l'on prend un souper frugal à la carte; dix heures arrivent sans qu'on s'en aperçoive; chacun se retire alors dans sa chambre à coucher.

Pour ne pas incommoder les personnes qui ne sont pas habituées au tabac, on ne fume pas dans la salle à manger.

CHAPITRE V.

RÉCRÉATIONS ET PROMENADES.

Rippoldsau offre un séjour agréable et tranquille; la nature s'y montre dans toute sa simplicité. Ce séjour est favorable aux personnes qui cherchent à rétablir leur santé; il n'est pas du nombre de ces bains bruyants où le luxe et l'étiquette deviennent souvent une véritable gêne, et où l'on retrouve, avec les divertissements des grandes villes, toutes les passions qui les agitent. La société y est généralement bien choisie : les principaux visiteurs viennent du Wurtemberg et du grand-duché de Bade, de l'Alsace, de la

Bavière, du Palatinat, de la Suisse, de la principauté de Hohenzollern, etc. Des Parisiens de distinction commencent aussi à fréquenter ces bains. Beaucoup de baigneurs sont d'anciennes connaissances qui visitent depuis longues années nos naïades par reconnaissance pour de premiers bienfaits; d'autres y viennent chercher les agréments d'une société douce et paisible. Les dimanches et les jours de fêtes, il y a grande affluence des habitants des villes et des villages voisins. Les passe-temps ordinaires sont la lecture des journaux, un billard, un tir à la cible et diverses autres récréations. Les jeux de hasard sont interdits.

Il y a un excellent piano pour les amateurs de musique; ceux qui aiment la chasse et la pêche trouveront moyen de satisfaire leur goût, le propriétaire du bain ayant pris, à cet effet, toutes les mesures convenables. Les courses en voiture ne se font ordinairement que dans une seule direction, vers Schapbach; de ce côté là seulement la route est unie et peu inclinée; en revanche, les excursions à pied peuvent être extrêmement multipliées dans les montagnes et dans les gorges qui bordent des deux côtés la vallée. Le rendez-vous ordinaire est la cour (266' de long) au centre des bâtiments et la promenade (866' de long) qui y est attenante : celle-ci est plantée d'une quadruple rangée de tilleuls très-vieux, et répand de riches ombrages. A l'extrémité de cette allée, la vue s'étend sur la belle vallée sillonnée par la Wolf, dont les rives sont bordées de magnifiques prairies, de champs, d'arbres fruitiers et de bosquets. De là on peut aller en prenant la gauche, et en traversant un pont nouvellement construit, par une route agréable et facile, vers le Kloesterlé, distant d'un quart de lieue. Des jardins potagers, des parterres bien ornés et une belle serre récemment bâtie, sont à la disposition des promeneurs; d'autres chemins un peu plus pénibles, traversant les sinuosités de la montagne et des collines plantées d'arbres fruitiers, offrent à chaque pas des sites variés, et conduisent aussi à l'ancien cloître Saint-Nicolas, appelé communément

Le Klœsterlé.

Ce petit cloître fut bâti vers le milieu du douzième siècle par les moines du couvent Saint-George de la Forêt-Noire. Jean de Falkenstein en fut le premier prévôt, après s'être démis en **1141** de la dignité d'Abbé qu'il occupait dans le couvent de Saint-George, alors propriétaire de Rippoldsau.

Dans une bulle donnée le 26 mars 1179, par le pape Alexandre III, il est question de la *Cella sancti Nicolaï in praedio Rippoldesowe*, tandis qu'il n'en est pas encore parlé dans une autre bulle du pape Innocent II, du 14avril 1139. La date de la construction de ce cloître doit donc tomber entre les deux époques. Cette chapelle qui possédait des prés et des forêts, ainsi que des rentes sur Schapbach, Oberwolfach, Schenkenzell et quelques communes du Wurtemberg, était, dès sa fondation, sous la protection de la maison de Fürstenberg. Elle n'avait qu'un prévôt auquel s'adjoignirent plus tard quelques autres pères du couvent Saint-George; ils étaient en même temps chargés du soin des âmes dans les petites habitations environnantes. En 1571, l'abbé Nicodème de Saint-George retira, pour cause de pénurie d'ecclésiastiques, les prêtres dans son couvent, et, avec le consentement du comte Albert de Fürstenberg, remit le droit de prieuré, ainsi que l'administration de la paroisse, au curé de Schapbach; mais six ans après, il plaça de nouveau des moines dans le cloître Saint-Nicolas, et le fit en même temps reconstruire ainsi que la chapelle.

Les années 1530-1534 furent très-dures pour le couvent de Saint-George. Le comte Thiébaud et Henri de Geroldsek maltraitèrent le prieur et ses moines, et employèrent le fer et le feu pour les dépouiller de leurs biens. En 1541, le comte Guillaume de Fürstenberg, en devenant protestant, s'empara du petit cloître et de ses biens et les vendit. Il mourut sept années après. Son frère et son successeur, le comte Frédéric III de Fürstenberg, rendit en 1549 le cloître Saint-Nicolas et ses dépendances aux moines de Saint-George, qui, persécutés par le duc Ulrich de Wurtemberg, s'étaient réfugiés à Villingen. Depuis cette époque, ils sont restés paisibles possesseurs de ces biens jusqu'en 1802 où ils furent sécularisés.

Depuis la suppression de ce couvent, le petit cloître Saint-Nicolas a conservé jusqu'à ce jour sa forme extérieure, telle qu'il a été reconstruit en 1769. A la place d'une prévôté, on en fit une paroisse, à laquelle appartinrent aussi Rippoldsau et le Kniebis.

L'église étant devenue trop petite pour contenir tous les fidèles, on la fit agrandir en 1828. La belle tour qui avait été bâtie en 1746 fut conservée.

Le cloître Saint-Nicolas est entouré de quelque habitations, parmi lesquelles se trouve une auberge, que les baigneurs visitent habituellement après dîner, pour prendre le café ou un verre de vin; le chemin qui y conduit se continue par le Reichenbach, dans la délicieuse vallée de Kastelbach; un autre chemin franchit la montagne et traverse le Pfaffenwald vers Freudenstadt où on peut arriver en moins de deux heures; mais comme la route est difficile, elle n'est fréquentée que par les piétons et les cavaliers.

Le rocher de Burgbach et la cascade.

A un bon quart de lieue de là, on rencontre sur la route de Schapbach une métairie construite sur des rochers et présentant un aspect très-pittoresque; un petit pont en bois jeté sur la Wolf, conduit dans la petite vallée de Burgbach, au fond de laquelle on admire de belles masses cubiques de granits nus et perpendiculaires, s'élevant comme les murs d'un ancien manoir. Il n'est pas démontré que le sommet de ces rochers ait été surmonté autrefois par les créneaux d'un vieux château, ainsi que quelques personnes le prétendent; mais il n'y a pas de doute qu'il y exista une tour d'observation dont on trouve encore les traces en maçonnerie, et dont, en 1746, les moines de Saint-George, du consentement des seigneurs de Fürstenberg, enlevèrent les pierres de taille pour la construction du clocher du petit cloître de Rippoldsau. On y arrive par un petit sentier à travers une vallée verdoyante, dans laquelle on rencontre de petites habitations champêtres et des lieux de repos, d'où se présentent des vues charmantes sur toute la vallée. Au fond de celle-ci se trouve une cascade de soixante pieds de haut dont les eaux se brisent contre un grand nombre de rochers saillants, et arrivent sur le sol sous forme de poussière, si le soleil éclaire ce tourbillon de gouttes d'eau, ses rayons se réfractent avec les plus belles couleurs de l'arc-en-ciel. Une société nombreuse se donne ordinairement rendez-vous au pied de cette cascade. A la sortie de la petite vallée, on prend des rafraîchissements chez l'aubergiste, dit *Burgbeck* (boulanger du manoir).

Auberge de Seebach, de Schlangen et de Seebachhof.

La promenade un peu lointaine, la plus ordinaire, se fait, soit en voiture, soit à pied, jusqu'à l'auberge de Seebach, située sur la route à une demi-lieue au-dessous de Burgbach et sur la limite de la banlieue de Rippoldsau. On y trouve toujours de bon café, de l'excellent vin, du beurre frais, du miel, etc. A peu de distance de là, et toujours en descendant la vallée, on rencontre le Schlangenhof (cour des serpents). Cette maison, située dans la banlieue de Schapbach, a reçu ce nom à cause du grand nombre de serpents qui l'infestaient encore il y a quelques années. D'après la description que l'on en a faite, ils appartenaient au genre des couleuvres (*coluber natrix*). En face de l'auberge s'ouvre la petite vallée de Seebach, arrosée par le petit torrent du même nom, qui prend son origine au lac dit *Wildsée*, situé dans le Glaswald. A l'entrée de cette vallée pittoresque, on voit à gauche une fabrique d'oxalate de potasse très-bien organisée. Tout près de là, il y avait autrefois une mine de cuivre qui fut exploitée sous le nom de Saint-George. En montant la petite vallée, on est bientôt à une métairie, dite *Seebachhof;* derrière celle-ci se trouve la colline et la forêt du Glaswald, par lesquelles on peut gagner sans peine, dans l'espace de trois quarts d'heure, le lac de Wildsée.

Une autre promenade, à deux lieues et demie de Rippoldsau, se fait souvent en grande société jusqu'à Schapbach; on s'arrête à l'auberge du Bœuf: ici on a une très-belle vue sur la vallée. On profite ordinairement de cette excursion pour visiter le Wild-Schapbach avec ses mines de Herrensegen et de Frédéric-Christian. Les personnes qui veulent descendre dans les puits et les galeries doivent avoir soin de se reposer avant d'y entrer pour ne pas se refroidir.

Wildsée (Glaswaldsée).

Ce lac, à une distance égale de Griesbach et de Pétersthal, est situé à deux lieues de Rippoldsau, sur la pente sud-ouest du Kniebis. Derrière l'église du bain monte un sentier rapide à travers la forêt du bain qui conduit par dessus un plateau jusqu'à la vallée du Glaswald, où l'on rencontre quelques habitations. De là un sentier d'environ un quart de lieue conduit, à travers la forêt, par-dessus des fragments de rochers et de vieux troncs d'arbres, jusqu'au près du lac. Ici la nature est sombre: l'œil ne rencontre que des sapins noirs, des blocs de grès épars, couverts de mousse et de lichen, et surmontés çà et là de superbes fougères. A leur pied murmure le Seebach, qui se jette en écumant dans le fond de la vallée à travers des rochers et des débris de bois dont son lit est rempli. Ce dernier chemin n'est praticable que pour des piétons robustes, accoutumés à ces sortes d'excursions. Ceux qui ne veulent pas faire d'aussi grandes courses se rendent en voiture jusqu'au Seebachhoff à travers la vallée de Seebach, et suivent alors le sentier qui conduit par le Glaswald. Ce qui frappe le plus à la vue du lac, c'est la hauteur à laquelle il se trouve; car il est à peine à deux cents pieds au dessous du ballon qui le domine; il est engouffré dans un bassin étroit, complétement entouré de forêts; la surface de ses eaux est noircie par l'ombre des sapins; le silence qui règne sur ses bords porte à une douce mélancolie; à l'exception du triton d'eau et du tourniquet (Cyrinus) aucun être vivant ne l'habite; il n'y croît même pas d'autre végétal que le *polygonum amphibium*. Ce lac a une forme circulaire d'un quart de lieue de tour; sa profondeur varie en raison de la quantité d'eau qui afflue du flanc des montagnes; il paraît qu'il n'est alimenté par aucune source. A l'est, il s'écoule pour former le Seebach; à l'ouest, il est dominé par le ballon du lac; au sud, par un grand plateau, et au nord, par la hauteur, dite *Heidenstadt* (ville des païens). D'après la tradition populaire, il y aurait existé autrefois une ville, et on dit aussi que dans le dix-septième siècle, le lac aurait débordé et ravagé plus de quatre cents habitations de la vallée de Schapbach, Wolfach et Kinzig. Le déversoir naturel du lac a été exhaussé par une digue en bois qui ne laisse échapper habituellement qu'une certaine quantité d'eau. En ouvrant une écluse, on facilite le flottage du bois qui se fait sur le Seebach. La rupture de cette digue doit avoir causé une seconde inondation en 1751; de là peut-être le nom de *Wildsée* (lac furieux).

Kasselstein.

Parmi les phénomènes curieux de la nature qu'offre au visiteur Rippoldsau, est le Kasselstein ou Kasselfels, rocher isolé au milieu d'une forêt sur le Sommerberg, à une demi-lieue du bain. C'est une masse de grès ayant la forme d'un gobelet. On y remarque quatre couches distinctes. La couche supérieure a 30 à 35′ de long, 4 à 5′ de haut et 10 à 15′ de large; une seconde au dessous de celle-ci, moins forte de 20′ de long, de 4′ de haut et de 8 à 10′ de large; une troisième plus forte que la seconde de 25 à 30′ de long, 3′ de haut, 12′ de large; enfin, la quatrième est de 16 à 20′ de long, 4′ de haut, 6 à 9′ de large. Cette dernière couche est assise sur une saillie de la montagne, entièrement découverte et formant la base du rocher, ayant en tout 28′ de haut. On arrive au Kasselstein en prenant d'abord la route du Kniebis et en tournant ensuite à droite à quelques cents pas du bain par un chemin escarpé, qui passe par la forêt et à côté du Grieselshorn. Cette promenade étant fatigante, les dames feront bien de n'y aller qu'à âne. Comme il règne ordinairement un vent frais sur la montagne, il faut prendre les précautions nécessaires pour ne pas se refroidir. Pour revenir on peut prendre un autre chemin nouvellement construit, qui conduit par dessus la Kasselhalde, le long du Kasselbach et du Reichenbach jusqu'au cloître Saint-Nicolas; les points de vue pittoresques qu'offrent les petites vallées que l'on traverse ne font pas regretter les fatigues de cette excursion.

Holzwald.

Une des promenades qu'on fait le plus souvent est le long de la chaussée qui conduit au Kniebis. Cette chaussée, quoique constamment ascendante, ne fatigue pas même les personnes un peu délicates. Si on la quitte à gauche, on arrive dans le Holzwælderthal (vallée de la forêt boisée) qui est extrêmement pittoresque. En longeant la Wolf, dont les eaux claires comme le cristal se brisent en plusieurs petites cascades, on parvient à une habitation dite *Schochhaus*, d'où l'on a une vue magnifique sur la vallée et les montagnes. Si l'on ne craint pas trop la fatigue, on ne bornera pas là sa promenade, et on la continuera encore pendant une demi-heure sur le sommet de la montagne dite *Holzwaelderhœhe* (ballon de la forêt boisée). Ici la vue est des plus étendues : on domine une foule de montagnes et de vallées, parmi lesquelles se trouve celle de la Rench; on est à 1289' au-dessus de Griesbach, qu'on aperçoit tout à coup à ses pieds. Vers le sud, l'œil parcourt la chaîne méridionale de la Forêt-Noire; vers l'ouest et le nord, l'énorme Kniebis avec ses massifs de forêts gigantesques. Le second plan du tableau est limité par le Rhin, derrière lequel s'élèvent fièrement les remparts de Strasbourg, dominés par sa superbe cathédrale; au fond on aperçoit les villes et les villages, semés dans les plaines bleuâtres de l'Alsace, que termine à l'horizon la ligne festonnée des Vosges.

Le chemin qui conduit à la Holzwaelderhœhe est encore fréquenté par les piétons qui se rendent de Rippoldsau à Griesbach; du haut de la montagne on descend dans ce dernier bain, en moins d'une heure.

*Excursion aux bains de la vallée de la **Rench**, au **Kniebis** et à **Freudenstadt**.*

Il ne se passe pas de semaine sans qu'une partie de la société se rende à Griesbach et à Petersthal, soit à pied par le chemin qui passe à la Holzwælderhœhe, soit en voiture par la belle route qui traverse le Kniebis, à côté de l'Alexanderschantze (fort d'Alexandre). Cette dernière route, construite en 1822, par la sollicitude du gouvernement badois, est d'un travail fort remarquable. En partant de Rippoldsau, on monte doucement à travers une forêt de pins jusqu'à la banlieue du Kniebis, qu'occupe une colonie de pauvres familles du duché de Fürstemberg, logées dans des chaumières éparses sur la montagne. De là on descend dans la belle vallée de la Rench. Griesbach, avec ses établissements de bain, se présente d'une manière très-agréable; on s'y arrête ordinairement pour dîner. Dans l'après-midi on visite Petersthal et ses belles promenades, pour retourner ensuite par la même route et jouir de la vue du coucher du soleil. Si l'on se propose de visiter le bain de Freiersbach, situé plus profondément dans la vallée, et Antogast plus loin encore dans un joli petit vallon romantique, parcouru par le Maisach, il faut passer la nuit à l'un de ces bains. De Griesbach à Antogast, on fait à pied le chemin, la distance est d'une lieue et demie, en passant par dessus le Breitenberg. Si on ne veut pas revenir à Griesbach pour retourner à Rippoldsau, il faut prendre un sentier escarpé et par conséquent fatigant, gagner la hauteur de Rossbühl, suivre la crête de la montagne en continuant le chemin d'Oppenau, et descendre par la colonie du Kniebis. Par dessus cette montagne, haute de 2,560′ au-dessus du niveau de la mer, passe la frontière qui sépare le royaume du Wurtemberg du grand-duché de Baden. Le poteau qui indique la limite est placé à l'angle d'un embranchement de route qui conduit au Zollhaus (péage), distant à une demi-lieue, et de là à Freudenstadt. Cette maison de péage wurtembergeoise, située au sommet de la montagne, ferme la vallée de Forbach ; elle est entourée de plusieurs habitations, et était autrefois un couvent appartenant primitivement à l'ordre de Citeaux, plus tard à des chanoines réguliers, et enfin à des Bénédictins. On rapporte qu'à côté du couvent des chanoines, il y avait encore un bâtiment habité pendant quelque temps par des Franciscains du tiers-ordre. A la réforme ces couvents furent détruits, et, en 1650, on éleva une auberge sur les ruines; plus tard, le gouvernement wurtembergeois y fit placer un péage qui n'existe plus depuis que le grand-duc de Bade est entré dans l'union des douanes allemandes. De là, la route descend par la forêt le long de la Forbach qui traverse la vallée de Christophe, où il existe des mines de cuivre et d'argent; elle remonte ensuite vers Freudenstadt.

Freudenstadt.

Cette ville appartenant au Wurtemberg renferme 3000 habitants; ses rues sont régulières; la place du marché est entourée d'arcades, et son église est remarquable par une construction particulière, en ce que les deux sexes ne peuvent pas se voir pendant l'office, tout en ayant la facilité de regarder le prédicateur. Cette ville fut bâtie en 1599, par le duc Frédéric, pour y recevoir les ouvriers destinés aux travaux de mines; ces ouvriers, pour la plupart, étaient des réfugiés protestants venant de l'Autriche; de là son nom primitif de *Friedrichstadt* (ville de Frédéric), qui fut converti en *Freudenstadt* (ville de la joie), l'entreprise ayant réussi au delà de toute attente. Freudenstadt eut à supporter de grandes calamités, surtout pendant la guerre de trente ans. En 1667, elle fut fortifiée par le duc Eberhard; aujourd'hui il reste à peine quelques vestiges de ses remparts.

La draperie, la clouterie et le commerce de bestiaux, sont ses principales branches d'industrie. On y fabrique du sel ammoniac, du bleu de Prusse, de l'acide nitrique, de l'oxalate de potasse, de l'essence de térébenthine, du goudron et de la poix. Au-dessous de la ville s'ouvrent les petites vallées de Christophe et de Frédéric, appelées autrefois *Forbach*, du nom de la rivière qui les arrose. Elles contiennent des usines de fer; autrefois on y exploitait des mines d'argent; plus loin, on entre dans la belle vallée de la Murg qui conduit à Baden.

Kniebis.

En revenant de Freudenstadt, on ne négligera pas de prendre une route récemment construite pour remonter le Kniebis, si remarquable dans l'histoire d'Allemagne, et de visiter le reste des fortifications qui s'y trouvent : la première qui se présente est celle élevée en 1734 et 1735, par le duc Alexandre de Wurtemberg, et momentanément réparée par les Français en 1796. De ce point, on jouit d'une vue des plus étendues sur la plus grande partie de la Forêt-Noire, de la Souabe, des Vosges, des Alpes, des montagnes du Tyrol; une autre redoute à trois quarts de lieue de là, la *Schwabenschanze* (fort des Souabes), se trouve sur le Rossbühl, d'où on découvre un des tableaux les plus pittoresques, qui comprend une partie du grand-duché de Baden avec ses montagnes et ses plaines onduleuses, et l'Alsace bordée en deçà par le Rhin et au delà par les Vosges; avec une bonne longue vue on distingue non-seulement Kehl, mais encore son pont qui conduit à Strasbourg. On peut visiter ici les remparts du fort des Souabes, qui construits en 1796, ont 15' de haut et sont encore entourés d'un fossé. Le 2 juillet de la même année, le général La Roche, à la tête de ses vaillants soldats, l'emporta à la baïonnette sous un feu très-vif. De sept cents Souabes qui défendaient cette redoute, cinq cents furent faits prisonniers; presque tous les autres périrent dans la fuite. En 1797 et 1799, les Français s'emparèrent une seconde et une troisième fois des hauteurs du Kniebis. A cent toises du fort des Souabes, et un peu plus profondément située vers le sud, se trouve la redoute des Suédois, construite pendant la guerre de trente ans : c'est un ouvrage carré qui pouvait contenir quatre à cinq cents hommes.

Si l'on ne craint pas de pousser plus loin ces excursions, on peut encore visiter la vallée sauvage d'Allerheiligen, dans laquelle se trouvent les ruines de l'ancienne abbaye que la duchesse Utta de Schauenbourg fit construire en 1196: elles sont à deux lieues d'Oppenau.

Après avoir parcouru les environs de Rippoldsau, on peut faire d'autres excursions plus lointaines dans la Forêt-Noire; le plus souvent on se rend à Wolfach et de là à Schiltach, à Wittichen et à Alpirsbach; ou bien on va dans une direction opposée suivre la charmante vallée de la Kintzig, et gagner, par dessus le Hornberg, Triberg et sa superbe cascade.

Wolfach.

C'est une jolie petite ville de 1611 habitants, située au confluent de la Wolf et de la Kintzig, entre deux montagnes escarpées de la Forêt-Noire; pour s'y rendre en voiture il faut trois heures, en passant par la vallée de Schapbach et la commune d'Oberwolfach. Il y a un bailliage, une direction pour les eaux et forêts, une autre pour les mines de la principauté de Fürstenberg, et enfin une société de bateliers qui font un commerce de bois très-étendu, même jusqu'en Hollande. Des incendies ravagèrent à plusieurs reprises la petite ville. En 1633, elle eut à souffrir de la part des Suédois qui l'occupèrent, et en 1703, elle fut prise par les Français qui s'en emparèrent également pendant les guerres de la révolution. De temps immémorial, cette ville était le siége d'une seigneurie particulière de la famille de Wolva: à défaut d'héritier mâle, elle passa au duc Frédéric Ier de Fürstenberg, qui avait épousé Udelhilde, enfant unique du dernier seigneur de Wolva. A un quart de lieue au-dessous de la ville, on voit encore les ruines de l'ancien manoir de Wolfach; d'autres restes du château qui porte le nom de *Falkenstein* (Valkenstein), sont du côté de Schapbach.

Les amateurs de minéralogie trouvent dans les environs de la ville une quantité considérable de mines actuellement exploitées.

Schiltach, Schenkenzell, Wittichen, Alpirsbach.

A deux lieues et demie de Wolfach se trouve la petite ville de *Schiltach*, avec les ruines de son ancien château, dans une belle contrée, mais un peu sauvage, sur le bord de la Kintzig et la Schiltach. On y compte 1450 habitants. Schiltach eut aussi à souffrir de deux grands incendies dans le seizième siècle. Son commerce principal est celui du bois. A une lieue plus loin, dans la vallée, est *Schenkenzell*, gros village entouré de quelques hameaux et de métairies; on y voit les restes de l'ancien château de Schenkenzell, ayant appartenu, ainsi que celui de Romberg, aux seigneurs de Geroldseck : ces châteaux furent ruinés par le comte Guillaume de Fürstenberg en 1513. A une demi-lieue de Schenkenzell, à moitié chemin de Wittichen, on rencontre une fabrique de bleu de kobalt. Wittichen, situé entre trois montagnes, était un couvent de femmes, dans lequel quelques vieilles nonnes sont encore aujourd'hui pensionnées par la maison de Fürstenberg; ce couvent fut élevé par sainte Luitgarde, née dans la vallée de la Kintzig, en 1290; son Église sert aujourd'hui à une paroisse formée par les habitants, dispersés sur le Rossberg (Rosenberg) et la banlieue de Kaltbrunn. Tout près de ce couvent on peut visiter les riches mines d'argent, de kobalt, de nickel, de bismuth, etc., dont plusieurs sont encore exploitées. A une lieue et demie de Schenkenzell est *Alpirsbach*, grand bourg de 1500 habitants, dans le royaume de Wurtemberg. Il y avait autrefois un couvent de bénédictins fondé en 1095. Il fut supprimé pendant la réforme; il est occupé aujourd'hui par plusieurs familles. Si, pour retourner à Rippoldsau, on ne veut pas revenir à Wolfach, on peut prendre le chemin de Schönberg à Freudenstadt; mais pour cette tournée il faut au moins consacrer plusieurs jours. Il reste encore une des excursions les plus belles à faire : nous voulons parler de celle de Wolfach à Triberg, en passant par

Hausach et Hornberg.

La première de ces petites villes est à une petite lieue de Wolfach; elle renferme 1040 habitants. Sa situation, sur les bords de la Kintzig, est très-pittoresque, et ses environs sont fertiles en grains et en fruits. Il y a une forge et un haut fourneau appartenant au prince. Sur un rocher qui domine cette petite ville se trouvent les ruines de l'ancien château de Hausach; il fut détruit en 1643 par les Français, qui brûlèrent en même temps la petite ville. En remontant la vallée de Gutach, on arrive bientôt à Hornberg, petite ville de 1055 habitants, resserrée entre de hautes montagnes et dominée par un rocher, sur lequel habitaient jadis les seigneurs de Hornberg. Du haut de ce rocher la vue est si belle, qu'on ne doit pas s'épargner la peine d'y monter. De Hornberg on parvient en une heure de temps à Triberg, par une route faite depuis deux ans; la vallée par laquelle passe cette route est une des plus sauvages de la Forêt-Noire. La Gutach se précipite en écumant à travers des rochers de granit. La contrée fait un commerce assez important de kirschwasser, connu au loin par ses qualités supérieures.

Triberg.

Trois hautes montagnes entourent cette petite ville située dans un bassin extrêmement rétréci; trois torrents se précipitent du haut des rochers dans cette espèce d'entonnoir, fréquemment visité par les étrangers, à cause de son aspect sauvage et romantique. Les ruisseaux, en se réunissant, forment la Gutach. Vu l'élévation du sol, le climat est très-rude et rappelle celui des Alpes : les arbres fruitiers n'y réussissent pas. Un peu au-dessus de la ville il n'y a plus même de mérisiers. La plus belle cascade de la Forêt-Noire se trouve dans le fond de cette vallée; l'eau se précipite avec fracas du haut d'un immense rocher entre deux forêts de sapins et se brise sept fois contre des blocs de granit. Grâce aux soins d'une administration éclairée, cette superbe cascade a été dégagée des forêts qui la cachaient, et rendue accessible par de bons chemins qu'on a pratiqués jusqu'au bord. Déjà à l'entrée de la ville l'œil est surpris par la chute de cette eau écumante, qu'on voit au fond d'une noire forêt de sapins, qui semble continuer en ligne droite la rue principale, régulièrement bâtie depuis l'incendie de 1826. Triberg est occupé par 800 habitants très-laborieux; on y fait les horloges si connues de la Forêt-Noire et de jolis petits ouvrages en bois et en paille.

La maison commune est belle; il y a un hôpital bien soigné, et on y trouve d'excellentes auberges. Tout près de la ville est un pèlerinage très-fréquenté : jadis il y avait, dit-on, aussi un manoir sur la colline contre laquelle la ville est adossée. Il n'en existe plus de traces, et il paraît que la famille des Seigneurs qui l'occupaient s'est éteinte déjà dans le quatorzième siècle. A deux lieues de Triberg est situé le bourg de Saint-Georges, où les bénédictins avaient fondé une abbaye en 1084. Ces moines ont fait beaucoup pour la civilisation de la contrée. Il ne reste plus que quelques débris de leur église, et le couvent a fait place à des bâtiments destinés à l'administration du pays.

CHAPITRE VI.

DES PROPRIÉTÉS MÉDICALES DES EAUX DE RIPPOLDSAU.

Il résulte des analyses chimiques et des observations tant anciennes que récentes recueillies sur l'efficacité de ces eaux, que les sources de Rippoldsau appartiennent à la classe des eaux ferrugineuses-acidules-calcaires, et ont en général une action stimulante sur tout l'organisme; elles accélèrent la circulation du sang et peuvent produire même chez les personnes saines qui en boivent quelques verres, une espèce d'ivresse. Lorsque les malades prennent cette eau en grande quantité, leurs selles deviennent liquides, et lorsqu'ils en continuent l'usage, ils rendent le plus souvent des matières verdâtres, foncées, des glaires tenaces mêlées à du sang altéré, quelquefois du sang pur; mais plus souvent de la bile; d'autres fois les excréments durcis sont entourés de mucosités pseudo-membraneuses. La sécrétion de l'urine est très-augmentée, surtout dans le commencement. Cependant à mesure que les selles deviennent plus nombreuses, l'urine diminue en proportion. Les évacuations alvines sont faciles, sans douleur, et n'incommodent point les malades; les digestions n'en sont point troublées, et la constitution, loin d'être affaiblie par l'usage de cette eau continué pendant quatre à six semaines se fortifie le plus souvent; l'appétit augmente, les aliments sont mieux supportés, et en général l'embonpoint s'accroît.

Les systèmes nerveux et vasculaire sont excités d'une manière douce et graduée; les malades se sentent plus légers, plus dispos; ils prennent une humeur plus gaie; le pouls devient plus vif et plus fort. Quelquefois cependant des malades sentent la tête prise au commencement de la cure, et éprouvent de la lassitude : cela leur arrive surtout lorsqu'ils boivent trop d'eau dès le principe; néanmoins les fonctions en général et principalement les sécrétions s'exécutent avec plus d'énergie. C'est ainsi que les individus qui ont des hémorrhoïdes fluantes, et les femmes qui sont à leur époque menstruelle, perdent plus de sang.

Les eaux de Rippoldsau, en raison de leur composition chimique, sont résolutives et altérantes, et possèdent de plus des qualités toniques dues au fer et à l'acide carbonique; elles doivent donc convenir, tant dans les maladies où l'assimilation languit, et où il existe une perversion de la sensibilité, que dans celles où il y a altération dans la composition des humeurs. C'est surtout dans les cas de stases de celles-ci, avec engorgement des organes, qu'elles se montrent très-efficaces. Employées tant à l'intérieur qu'à l'extérieur, elles sont plus particulièrement indiquées dans les maladies suivantes :

1° Faiblesse de l'estomac, caractérisée par une trop grande sensibilité de cet organe, des gastralgies fréquentes, des digestions pénibles, une sensation de plénitude et de pesanteur à l'épigastre, après les repas; par des éructations et des flatuosités, symptômes se montrant surtout après l'usage de végétaux ou de corps gras.

2° Acidités dans les premières voies, pyrosis, nausées habituelles, suite d'abus de table; vomissements dus à une sensibilité trop grande ou à l'atonie de l'estomac, crampes par suite de la même cause.

3° Toux spasmodique, suite de rhumatisme ou d'arthrite; en général les affections qui dépendent de l'atonie, du relâchement des vaisseaux et des follicules de la muqueuse de l'estomac.

4° Ces eaux minérales se montrent encore bienfaisantes dans les cas d'atonie des organes du bas-ventre, lorsqu'il y a accumulation de mucosités dans les intestins; dans les engorgements surtout de la rate et du foie; dans les cas de stase ou de lenteur de la circulation du sang dans la veine-porte, principalement avec débilité de l'estomac et des intestins. Elles sont encore très-utiles, lorsque les fonctions du foie sont troublées, lorsque la sécrétion de la bile se fait mal, et qu'il existe des symptômes ictériques ou des calculs biliaires. Ceux-ci sont souvent expulsés par suite d'un usage prolongé de ces eaux, qui conviennent aussi dans l'érysipèle chronique, liée à un embarras intestinal ou à quelque affection de l'appareil biliaire.

5° Lorsqu'il existe des hémorrhoïdes fluantes ou même non fluantes dans le rectum, au col de la vessie et dans les organes génitaux de la femme, ou lorsqu'il n'y a que prédisposition à un état hémorrhoïdal. L'expérience a appris, en effet, que ces eaux sont très-utiles, tant pour arrêter leur développement que pour les faire disparaître lorsqu'elles sont déjà formées, ou pour favoriser leur dégorgement naturel et par là prévenir leurs diverses anomalies, telles que les vomissements et les crachements de sang. Elles modèrent également les écoulements hémorrhoïdaux muqueux du vagin.

6° L'eau de Rippoldsau est très-efficace dans l'hypochondrie, dépendant de l'engorgement et de l'induration des organes du bas-ventre, tels que le foie, la rate, le pancréas, les glandes mésentériques; elle est également salutaire dans l'hypochondrie dynamique, due à une perversion du système nerveux. Des guérisons d'hystérie et même de mélan colie ne sont pas rares par ce moyen.

7° C'est surtout contre la gravelle et les dispositions à cette maladie, contre les catarrhes chroniques de la vessie, et contre les flux muqueux du rectum, que les eaux de Rippoldsau jouissent d'une réputation bien méritée. Pendant qu'on en fait usage, on voit fréquemment partir sans douleur des calculs rénaux et des graviers en grande quantité. Les écoulements muqueux de la vessie et les douleurs qui les accompagnent, ainsi que les écoulements de même nature du rectum disparaissent assez souvent; elles ont aussi pour effet de diminuer l'irritabilité et la sensibilité trop grandes de ces organes.

8° Ces eaux sont très-utiles encore dans la faiblesse des organes génitaux et même dans l'impuissance; dans les pertes séminales et dans la blennorrhagie chronique.

9° On les emploie avec succès dans les désordres de la menstruation, soit que celle-ci arrive trop tôt ou qu'elle tarde à se présenter; lorsqu'elle est trop abondante, comme quand elle est rare ou trop fréquente, irrégulière ou supprimée. Lorsque la perversion de cette fonction est due à une sensibilité diminuée ou augmentée des organes de la génération : ainsi dans la chlorose des jeunes filles, dans la disposition aux avortements, aux hydropisies de la matrice des femmes enceintes. Disons aussi qu'on emploie ces eaux avec non moins d'efficacité dans la stérilité dépendant de l'atonie de l'utérus, ou d'une stase sanguine dans les organes du bas-ventre.

10° Ces eaux sont encore à recommander dans la goutte et dans le rhumatisme, tant pour diminuer la disposition à cette maladie que pour en mitiger et éloigner les accès.

11° Dans les scrofules et leurs diverses formes, telles que le rachitisme, l'engorgement des glandes, surtout lorsque celles-ci, dans le bas-ventre plus particulièrement, après avoir été indurées, commencent à se résoudre et qu'il reste encore de l'atonie dans le système lymphatique.

12° Dans les convalescences longues et pénibles, avec grande faiblesse par suite d'évacuations trop abondantes ou de pertes de sang considérables.

13° Depuis longtemps déjà, les habitants de la campagne se servent des eaux de Rippoldsau comme d'un vermifuge très-puissant; elles chassent même le tœnia, et en fortifiant le canal digestif, détruisent la disposition à l'helminthiase.

14° L'eau de Rippoldsau, par les principes ferrugineux et gazeux qu'elle contient, jouit à un haut degré de vertus toniques propres à fortifier les nerfs et à régulariser la contractilité des muscles. Aussi réussit-elle dans la faiblesse de la vue, dans la migraine due à une sensibilité exaltée des nerfs, dans les paralysies, dans la danse de Saint-Guy et même dans l'épilepsie, lorsque cette dernière ne dépend pas d'une maladie organique du cerveau ou de quelque autre organe.

15° Les personnes qui ont déjà fait usage d'eaux thermales sulfureuses, salines ou alcalines, emploient avec succès les eaux de Rippoldsau comme traitement consécutif; en raison de leurs propriétés toniques et résolutives, elles font à la fois disparaître le dernier germe de la maladie et préservent des récidives.

16° Elles fortifient, donnent de la souplesse aux membres affaiblis et devenus roides par suite de fracture ou de luxation.

17° Elles sont aussi très-efficaces contre les ulcères chroniques, les éruptions cutanées, la gale, les dartres, etc., et les sueurs fétides.

Si on craint l'action trop énergique de l'acide carbonique sur la circulation du sang et des autres humeurs, chez des personnes faibles, très-sensibles, disposées aux congestions, aux vertiges, ou aux lipothymies, on fera bien de n'employer que l'eau minérale de la source de Wenzel, bien moins active que celle de la source de Joseph. Il faut, au contraire, préférer l'eau minérale de la source de Léopold dans les maladies qui proviennent d'une suppression de la sécrétion cutanée, dans les affections métastatiques des poumons, les catarrhes anciens, les hémorrhoïdes, la goutte, le rhumatisme, les scrofules et les cachexies psoriques et dartreuses.

Les eaux de Rippoldsau, douées d'une grande efficacité dans beaucoup de maladies, demandent à être administrées avec beaucoup de précaution dans la plupart des affections que nous avons énumérées. Elles sont contre-indiquées lorsqu'avec une mauvaise conformation de la poitrine annonçant la phthisie, il y a des crachements de sang, qu'il existe des tubercules même à l'état de crudité, à plus forte raison quand il y a déjà ramollissement et fièvre; lorsqu'il y a maladie du cœur ou des gros vaisseaux; dans la suppuration des reins ou d'autres organes du bas-ventre, dans le squirrhe de l'estomac, dans l'hydrothorax et l'ascite qui en résultent.

CHAPITRE VII.

DE LA NATROÏNE.

Dans beaucoup de cas, où les eaux acidules calcaires de Rippoldsau seraient contre-indiquées, on y remédie d'une manière satisfaisante en y ajoutant de la soude. Beaucoup de malades qui n'auraient pas supporté de prime abord ces eaux minérales naturelles, y sont préparés peu à peu par l'usage des eaux natronées artificielles.

C'est à M. Kœlreuter, si zélé pour tout ce qui regarde l'hydrologie qu'on doit cette heureuse innovation, introduite depuis trois ans à Rippoldsau. Cette addition de soude à l'eau minérale naturelle est connue sous le nom de *natroïne*, ainsi que l'a qualifiée le savant chimiste de Carlsrube. Il est évident que par ce mélange les eaux de Rippoldsau trouveront leur application dans un plus grand nombre de maladies, que si leur vertu était purement restreinte à l'action des carbonates calcaires et ferrugineux. On trouve ici deux espèces de natroïnes: l'une, qui se prépare avec les eaux de la source de Joseph, ressemble beaucoup par ses propriétés à la source du Kreuzbrunnen à Marienbad, tandis que l'autre, résultant du mélange de la soude avec l'eau de la source de Léopold, de manière à faire prédominer le carbonate et le sulfate de soude, ainsi que les gaz acide carbonique et hydrosulfurique, se rapproche davantage de l'eau sulfureuse, alcaline et saline de Weilbach, dans le grand-duché de Nassau.

Tout médecin exempt de préjugés qui a déjà reconnu l'avantage des eaux minérales artificielles, reconnaîtra que les natroïnes de Rippoldsau, doivent être d'autant plus efficaces qu'une partie de leur préparation a été opérée dans le grand laboratoire de la nature. Par cette préparation chimique, le bicarbonate de soude devient prédominant; la chaux et le fer diminuent sensiblement et la proportion de sulfate de soude (sel de Glauber) reste la même que dans la source de Joseph. Le mélange se fait d'après la prescription de M. Kœlreuter dans de grands cylindres dont trois sont en étain et contiennent vingt-huit pots, un quatrième en grès rouge de la capacité de cinquante pots : ces cylindres sont mis en communication avec un gazomètre dans lequel on a recueilli le gaz acide carbonique, dégagé de la source de Léopold. A l'aide d'un robinet, on fait parvenir le gaz dans l'eau natronée, et on l'y maintient toujours au même degré de pression et de fraîcheur. Cette eau ainsi préparée est parfaitement claire, très-pétillante, d'une acidité agréable et piquante et d'un goût ferrugineux à peine reconnaissable même pour le connaisseur; on peut la boire en plus grande quantité que l'eau naturelle à base de chaux. D'après l'analyse chimique qui en a été faite par M. Kœlreuter, elle contient, sur une livre de seize onces, les matières fixes suivantes :

Bicarbonate de soude	20,10
Bicarbonate de chaux	4,10
Bicarbonate de protoxyde de fer	0,30
Bicarbonate de protoxyde de manganèse.	0,10
Bicarbonate de magnésie	0,18
Sulfate de soude	15,60
Muriate de soude	0,12
Muriate de potasse	traces
Phosphate de soude	0,30
Matière extractive bitumineuse	0,12
Total	40,92

Gaz acide carbonique libre, 15 pouces cubes.

La natroïne est indiquée dans tous les cas où il importe de provoquer des selles au commencement de la cure, lorsqu'il y a embarras des voies digestives, constipation, anorexie, etc.; accumulation de saburres dans les premières voies, altération du suc gastrique, acidité, pyrosis, dyspepsie et vomissements, suite d'abus de spiritueux; état catarrhal et toux chez des individus affectés d'hémorrhoïdes. Elle convient encore dans les scrophules, dans les engorgements des glandes du mésentère dans ceux du foie et de la rate, à la suite de l'ictère et des fièvres intermittentes; dans les maladies du pancréas, dans les pléthores abdominales, ainsi que dans les affections chroniques et aiguës qui peuvent en résulter : la natroïne est surtout efficace dans les hémorrhoïdes non fluantes ou simplement muqueuses; elle est encore indiquée dans le rhumatisme et chez les goutteux qui ont abusé de la table, lors même qu'ils ont déjà des tophus aux articulations; dans les engorgements de la mammelle, lorsqu'ils sont en rapport de causalité avec le rhumatisme, la goutte et les scrofules; dans les endurcissements des testicules, produits par des gonorrhées intempestivement supprimées; dans les hydropisies par suite d'inflammation chronique de quelque tissu membraneux, dans celle des ivrognes, dans l'hypochondrie et l'hystérie; dans certaines perversions de la menstruation, surtout chez de jeunes filles pléthoriques; dans les leucorrhées produites par une stase dans la circulation, par des embarras gastriques, ou par des affections arthritiques, herpétiques ou scrofuleuses; dans la stérilité due à une congestion de sang dans les vaisseaux du basventre et de la matrice; dans les spasmes chroniques, mais surtout dans la lithiase, le catarrhe vésical, les varices de la vessie.

L'eau natronée se prend habituellement avec du lait chaud; elle est également employée pure avec non moins de succès dans les maladies que nous venons d'énumérer;

on en fait encore usage en lotion dans les ulcères chroniques, les éruptions cutanées, etc.

L'autre eau natronée préparée avec l'eau minérale de la source de Léopold porte le nom de *natroïne sulfureuse;* le mélange se fait dans quatre grands cylindres en pierre avec un appareil semblable à celui qui sert pour la source de Joseph.

L'analyse chimique y a démontré la présence des principes fixes suivants :

Bicarbonate de soude	30,15
Bicarbonate de chaux	3,20
Bicarbonate de protoxyde de fer	0,10
Bicarbonate de protoxyde de manganèse.	0,40
Bicarbonate de magnésie	0,20
Sulfate de soude	12,20
Muriate de soude	0,16
Muriate de potasse	traces
Sulfate de chaux	0,30
Silicate d'alumine	0,33
Muriate de magnésie	0,34
Sulfate de potasse	0,51
Asphalte sulfurifère	0,20
Total	48,09

Gaz acide carbonique libre, 15 pouces cubes; gaz hydrogène sulfuré 6 pouces cubes.

Cette eau est tout à fait claire, d'un goût agréablement acide, piquant, et rappelant fortement l'hydrogène sulfuré. Lors même qu'on la boit en très-grande quantité, elle ne fatigue pas l'estomac, comme cela arrive communément avec d'autres eaux sulfureuses, contenant trois espèces de sels, unis à peu d'acide carbonique; d'un autre côté elle présente encore l'avantage de pouvoir introduire avec une petite quantité de liquide beaucoup plus d'hydrogène sulfuré dans l'économie qu'on ne peut le faire avec les eaux sulfureuses ordinaires. De même que dans les eaux acidules calcaires de Rippoldsau, une quantité suffisante de sels apéritifs tempère les qualités astringentes du fer, de même aussi l'acide hydro-sulfurique contre-balance l'action du sulfate de soude, afin que la sécrétion intestinale ne prédomine pas sur celle de la peau, surtout dans les cas où il s'agit de stimuler l'organe cutané.

La natroïne sulfureuse active la circulation du sang, résout les engorgements veineux et lymphatiques, favorise la sécrétion de la bile, des mucosités intestinales, de l'urine et des sueurs. Elle se montre surtout efficace dans les maladies des membranes muqueuses, lorsqu'elles sont produites par la suppression de la transpiration cutanée; elle est donc indiquée :

1° Lorsqu'il importe de faire prendre une eau hydro-sulfureuse beaucoup plus riche que les autres eaux minérales de cette nature. Ce qui rend cette natroïne d'une digestion facile, c'est la combinaison du gaz hydro-sulfurique avec les sels et l'acide carbonique qu'elle contient en abondance.

2° Lorsqu'il s'agit d'administrer une quantité notable d'hydrogène sulfuré sous un petit volume d'eau à des malades dont l'estomac ne supporte pas beaucoup de liquide.

3° Lorsque les fonctions de la peau seraient dans le cas d'être troublées ou même supprimées par la distension trop considérable de l'estomac qu'occasionnerait l'ingestion d'une grande quantité d'eau.

4° Lorsque le médecin se propose de faire passer dans

le torrent de la circulation sanguine et lymphatique de l'hydrogène sulfuré et de l'acide carbonique unis à la soude dont l'action avantageuse sur l'économie est connue.

5° Lorsque, outre les indications énumérées ci-dessus, il s'agit de provoquer des évacuations alvines; ce qui a lieu par les sels neutres contenus dans cette natroïne; à cet effet on en boit un ou deux verres de plus.

6° Lorsque chez des individus affectés de rhumatisme ou d'arthrite, on veut agir sur les voies urinaires, afin de prévenir les suites funestes des métastases sur les organes abdominaux et thoraciques.

7° Lorsqu'il existe des hémorrhoïdes fluantes sanguines ou muqueuses ou des varices vésicales; enfin, d'après sa composition, on comprend l'action salutaire qu'elle doit avoir sur les dartres, les éphélides et toutes les éruptions cutanées.

CHAPITRE VIII.

PRESCRIPTION SUR LA MANIÈRE DE BOIRE L'EAU MINÉRALE.

Ce n'est qu'à la source même qu'on fait le meilleur usage de ces eaux; là elles ont réellement toute leur puissance, elles sont pures et n'ont encore rien perdu de leurs principes volatils. Le voyage, la distraction, le séjour même dans ces bains si avantageusement situés, l'éloignement de tous les soucis domestiques contribuent déjà beaucoup au rétablissement des malades; le malaise, les impressions diverses qu'occasionnent quelquefois ces eaux minérales dès le début de la cure, loin d'être un motif d'inquiétude, doivent être regardés comme de bon augure. Les mois de juin, de juillet, d'août, jusqu'à la première moitié de septembre, sont ceux qui conviennent le mieux pour l'usage de ces eaux, tant en boisson qu'en bain ; c'est à cette époque de l'année que la vallée de Rippoldsau est la plus belle et la température la plus convenable pour que les malades puissent passer la plus grande partie de la journée en plein air, sans s'exposer à des refroidissements dangereux.

Il faut se reposer au moins un jour des fatigues du voyage avant de commencer le traitement; et il est bon de consulter préalablement un médecin qui connaisse bien les eaux de Rippoldsau.

L'expérience a prouvé que la matinée convient le mieux pour boire les eaux minérales. Dès les six heures du matin, les malades, vêtus selon les exigences de la température, se rendent à la source : ils boivent un verre toutes les dix à quinze minutes, en prenant un exercice modéré. Si la pluie ne permet pas de se promener au grand air, on se contentera d'aller et de venir dans la halle ou dans le sallon de conversation. Les personnes qui ne peuvent pas supporter la foule font bien de choisir les vastes corridors de l'hôtel, ou de prendre les eaux avant ou après les autres baigneurs.

Ceux des malades qui, par ordonnance du médecin, recommencent à boire le soir, doivent le faire entre cinq et sept heures, en ne buvant que la moitié de la dose du matin, et en ayant la précaution de ne pas s'approcher de la source si le corps est en moiteur. Les malades, dont la digestion n'est pas encore achevée et qui risquent d'être dérangés pendant la nuit par des selles fréquentes ou par des vomissements, doivent renoncer à boire de l'eau le soir.

Des individus nerveux et très-irritables qui ne supportent pas dans l'espace de temps ordinaire la quantité d'eau nécessaire pour la guérison, doivent partager leur journée, et prendre de petites doses avant et après le déjeuner; et encore le soir entre cinq et sept heures. Quant à la quantité de boisson qu'il convient de prendre chaque fois, elle dépend de la constitution du malade, de la nature de son affection et des premiers effets du traitement; à cet égard, on fera toujours bien de consulter, en commençant, le médecin de l'établissement.

Ordinairement on commence la cure par petites doses de trois à quatre verres, chacun de quatre à six onces; on monte successivement à huit, à dix verres, selon la gravité et l'ancienneté de la maladie; on peut encore augmenter la dose, si toutefois les organes de la digestion le supportent; le plus communément on prend six à huit verres. Avant de finir la cure on diminue graduellement la quantité d'eau dans la même proportion.

Il faut aussi quelquefois prendre moins d'eau ou en suspendre complétement l'usage, lorsqu'à cause du mauvais temps elle n'est pas bien digérée, ou lors qu'il survient une diarrhée qui affaiblit les malades. S'il y a de la constipation, on continue la cure quelque temps qu'il fasse; en général, il ne faut pas s'écarter sans motif suffisant de la règle ordinaire.

Si on commence à boire dès le matin à six heures, on peut déjà avoir bu huit verres vers les huit heures, et une demi-heure ou trois quarts d'heure après on peut déjeuner. Les crises se font le plus communément par la transpiration : pourtant elles peuvent encore s'opérer par les selles et les urines ; dans ce dernier cas on fait bien d'examiner les matières rendues.

Ordinairement les eaux de Rippoldsau, pour être efficaces, ne doivent produire qu'une à deux selles par jour ; cependant quelquefois il y en a quatre à cinq, sans inconvénient. Les malades qui ne supportent pas l'eau minérale à jeun peuvent prendre, avant d'aller à la source, une tasse de café noir, une infusion de menthe poivrée, de mélisse ou de feuilles d'oranger. Ceux dont l'estomac est trop sensible, qui sont affectés de diarrhée, de colique, qui ont la poitrine faible, qui toussent et qui ne peuvent pas boire froid le matin, doivent faire mêler l'eau minérale à du lait chaud de vache, de chèvre, d'ânesse, ou encore à du petit-lait (un tiers de lait sur deux tiers d'eau minérale).

On peut aussi chauffer l'eau minérale, en plongeant la bouteille qui la contient dans de l'eau chaude, ou en chauffant le verre avant de le remplir, ou bien encore en mêlant une certaine quantité d'eau minérale fraîche avec une autre très-chaude. Les personnes irritables et nerveuses, qui éprouvent des vertiges et des anxiétés, en souffriraient encore davantage par l'usage des eaux très-riches en gaz de la source de Joseph ; elles doivent donc, avant de boire, laisser s'évaporer une partie de l'acide carbonique, ou bien n'user que de la source de Wenzel qui est moins forte. Les malades qui transpirent tous les matins, ou qui éprouvent des sueurs critiques par l'effet de la cure, les femmes délicates, auxquelles le repos du matin est devenu indispensable, doivent se faire apporter dans la chambre l'eau minérale dans des bouteilles bien bouchées et ne se rendre que plus tard à la source.

Ordinairement les femmes cessent de boire pendant l'époque menstruelle; pourtant celles qui sont bien réglées et peu incommodées peuvent continuer la cure en ne prenant que la moitié de l'eau qu'elles buvaient auparavant. Si l'eau ne provoque pas des selles journalières suffisantes, on parvient quelquefois à obtenir cet effet en buvant deux verres d'eau de suite. On peut aussi remédier à la constipation en ajoutant au premier verre qu'on boit une demi-once à une once du sel qu'on retire de la source même : c'est du sulfate de soude contenant une petite quantité de chlorhydrate de magnésie; si ces moyens ne suffisent pas pour provoquer des selles, on a recours à des purgatifs plus actifs qu'on fera bien de ne pas employer sans consulter le médecin.

Quant à l'usage de la natroïne, on débute par deux à trois verres, et on ne dépasse jamais huit à dix; si par là on ne parvient pas à se procurer les évacuations alvines désirées, il est préférable de chercher à les provoquer par l'addition de quelques gros de sulfate et de carbonate de soude que d'augmenter la dose de l'eau dont on surchargerait l'estomac. S'il survient de la diarrhée, on se gardera bien de chercher à la supprimer trop tôt par l'emploi de remèdes astringents; car, en arrêtant le dévoiement trop tôt, on pourrait faire manquer le succès de la cure, qui souvent dépendra de cette évacuation. Lorsqu'on se propose de faire usage des natroïnes sulfureuses, il est préférable de les boire seules. Dans le cas où l'on désirerait faire une cure préparatoire à l'aide d'une autre eau minérale, il faudrait choisir plutôt la natroïne de la source de Joseph qu'une eau acidule calcaire, ferrugineuse simple. Il en est autrement lorsqu'après avoir terminé la cure de la natroïne sulfureuse, on veut en consolider les effets; on a alors recours à la source de Joseph pure; on commence par un verre, et on ne dépasse pas six.

La durée ordinaire de la cure est de quatre semaines : quelquefois on est obligé de la prolonger et même de la répéter, lorsque les maladies sont opiniâtres ou susceptibles de récidive. Vouloir abréger le temps de la cure, en prenant une plus grande quantité d'eau à la fois, c'est s'exposer à de grands inconvénients.

L'eau de Rippoldsau, transportée au loin, est encore très-efficace. A cet effet, on l'expédie dans des bouteilles hermétiquement bouchées; les malades qui s'en servent doivent prendre les précautions que nous venons d'indiquer pour les personnes qui fréquentent la source même.

CHAPITRE IX.

MANIÈRE DE PRENDRE LES BAINS.

Les bains d'eau minérale viennent seconder d'une manière très-active les effets de l'eau prise à l'intérieur. Il est prudent de ne commencer à se baigner que lorsqu'on a déjà bu l'eau depuis deux ou trois jours. Les heures de huit à onze sont les plus favorables pour le bain, soit à jeun, soit une heure après le déjeuner. Les personnes faibles et nerveuses doivent toujours prendre quelque chose avant de se mettre au bain. Il y a des malades qui se baignent de très-bonne heure, avant même de commencer à boire; tous, et ces derniers surtout, doivent ensuite se remettre pendant une demi-heure au lit, pour favoriser la transpiration. En se rendant à la source il faut avoir soin de bien se vêtir. Il est bien entendu qu'on ne doit jamais prendre un bain lorsque le corps est très-échauffé, ni immédiatement après le repas, ou de suite après avoir bu l'eau minérale. La température du bain doit être en général celle qui sera la plus agréable au malade; il vaut mieux le prendre un peu frais et laisser couler peu à peu de l'eau chaude; on aura aussi égard à la constitution du malade et à l'état de l'atmosphère. Il y a des personnes qui le supportent très-chaud; la température ordinaire d'un bain est de 26 à 27 degrés Réaumur, 90 à 95 degrés Fahrenheit; elle sera variée selon le conseil du médecin; on a soin de conserver à l'eau la même chaleur pendant tout le temps qu'on y reste; ce n'est que dans des circonstances exceptionnelles qu'on a recours à des bains d'une température plus basse ou beaucoup plus élevée. Pour ne pas faire de confusion à cet égard on divise les bains en cinq classes, en raison de leur température :

1° Les froids à 16°	Réaumur	ou 68°	Fahrenheit.
2° Les frais de 16 à 20°	idem	ou de 68 à 77°	idem.
3° Les tièdes de 21 à 26°	idem	ou de 79 à 90°½	idem.
4° Les chauds de 27 à 33°	idem	ou de 93 à 106°	idem.
5° Les très-chauds au delà de 33° R.		ou 106°	idem.

Les personnes pour lesquelles il y aurait à craindre des accidents en raison de leur disposition à l'apoplexie, à l'épilepsie, etc., ne doivent pas rester seules dans le cabinet de bain. Il est bon d'entrer lentement dans la baignoire, et de se mouiller la tête et la poitrine avant de se plonger complétement dans l'eau.

Ordinairement on prend dans la baignoire la position à demi-assise, et on laisse arriver l'eau jusqu'au cou. Les personnes qui sont sujettes à des congestions de sang vers la tête ne doivent laisser arriver l'eau que jusqu'à la poitrine, et couvrir les parties hors de l'eau avec un vêtement en laine. Lorsque ces congestions sont imminentes, on les combat avec des fomentations froides sur la tête. Elles sont surtout utiles aux femmes qui ont la chevelure épaisse. Les personnes sujettes à s'endormir, se garantiront contre le sommeil en se donnant quelques légers mouvements, en se frottant de temps en temps le corps avec de la flanelle, une brosse ou une éponge; ce qui est surtout très-avantageux dans les engorgements du bas-ventre.

Le temps qu'on passe dans le bain varie selon les maladies de chaque individu, selon la température de l'eau. Au commencement de la cure, on ne reste qu'un quart d'heure, plus tard, une demi-heure et jusqu'à une heure. On ne devra jamais prendre un bain très-chand sans les plus grandes précautions, et on n'y restera pas plus d'une demi-heure. Les bains chauds ordinaires ne sont pas pris au delà d'une heure, ni les froids au delà de dix minutes. Au moindre malaise qu'on ressentira dans le bain, on devra le quitter. En sortant de l'eau, il faut s'essuyer, sans se donner trop de mouvement, avec des linges secs et chauds, qui sont toujours à la disposition des baigneurs; on s'habillera chaudement, puis on se mettra au lit, surtout si la température est froide et humide; on peut au contraire faire une petite promenade, si le temps est favorable. Les personnes qui sont ordinairement lasses après le bain et habituées à la transpiration font en tout cas bien de se coucher.

Quant au nombre de bains à prendre pendant une saison, il dépend d'une foule de circonstances que le médecin seul peut apprécier. En général, il est de dix-huit à vingt et plus; souvent il ne convient de se baigner que tous les deux jours; d'autres fois on répète le bain deux fois par jour. On ne peut pas plus hâter la cure par des bains trop prolongés ou trop fréquents qu'en buvant à la fois de trop grandes quantités d'eau.

Les douches, ainsi que les bains de vapeur ou de gaz ne doivent jamais être pris sans les conseils du médecin, qui en dirigera l'administration. Ordinairement on n'a recours aux bains de vapeur qu'après l'usage de quelques bains d'eau. On n'y reste pas moins de dix minutes, ni plus d'une demi-heure. Les individus qui ne supportent pas bien les bains d'eau auront soin de se laver le corps avant de se mettre dans le bain de vapeur. Souvent il est nécessaire d'alterner les bains de vapeur avec les bains d'eau; les personnes délicates ne doivent pas entrer seules, ni à jeun dans les cabinets de vapeur. Ces bains ont ordinairement pour effet un relâchement de la peau, contre lequel on emploie avec succès des bains d'eau minérale tiède, pris de plus en plus froids. On peut les rendre plus toniques en y ajoutant des boules de mars.

Les douches et les bains de vapeur sont très-bien organisés à Rippoldsau; ils ne laissent rien à désirer sous le rapport du matériel et du personnel. Il est indispensable de s'adresser, quant à leur emploi, au médecin de l'établissement, qui seul est à même de fixer la durée du bain, la température de l'eau, la force de la douche, l'étendue du jet, etc., etc.

CHAPITRE X.

HYGIÈNE DES BAIGNEURS.

Si la sobriété convient à la vie ordinaire pour conserver la santé, à plus forte raison faut-il la recommander, sous tous les rapports, dans un séjour de bain, où il s'agit de traiter des maladies. Aussi arrive-t-il souvent que des personnes habituées à enfreindre les règles de l'hygiène non-seulement ne guérissent pas, mais deviennent plus souffrantes, et attribuent à l'inefficacité des eaux minérales ce qu'elles ne devraient imputer qu'à leur manière de vivre.

Le déjeuner le plus convenable consiste dans du café au lait avec un peu de pain bien cuit; mais il ne devra pas être pris avant l'heure indiquée, quel que soit l'appétit provoqué par l'eau minérale et la promenade au grand air. Les personnes qui ne sont pas habituées au café ou qui ne le supportent pas, peuvent prendre du chocolat léger cuit à l'eau ou au lait, ou un bouillon avec ou sans jaune d'œuf. Il faut s'abstenir de thé et de fruits crus : ils ne sont ordinairement pas supportés par ceux qui boivent l'eau minérale. A dîner, la table est toujours convenablement servie; les baigneurs se garderont de manger trop et feront même bien de ne pas satisfaire entièrement leur appétit; on évitera surtout les aliments trop salés, fumés, aigres, gras, venteux, fort épicés, coriaces et peu cuits : tels que la charcuterie, la choucroûte, le lait aigre ou caillé, la salade, les fruits crus, la pâtisserie, les fromages, les légumes secs, la chair d'oie, l'anguille, les poissons apprêtés au vinaigre et tous ragoûts plus difficiles à digérer que la viande. On ne mangera que des aliments de facile digestion, bien nourrissants, bien cuits et ne provoquant pas de constipation : tels sont les bons bouillons, pas trop gras, du bouilli bien tendre, du veau ou du mouton bien accommodé, du gibier, de la volaille, du poisson, principalement des truites et du brochet, les légumes frais non venteux : épinards, asperges, carottes, navets, choux-fleurs, petits pois verts, artichauts, etc., des compotes de fruits, des farinages légers et du pain blanc bien cuit. Pour le souper, on ne prendra que très-peu de viande, une bonne soupe, ou des œufs frais, etc. Moins l'estomac est chargé, mieux on reposera pendant la nuit. Les personnes habituées au café noir après le dîner peuvent en continuer l'usage, si elles ne sont pas sujettes à la pléthore abdominale. En général, on ne mangera rien entre les repas, et l'on s'abstiendra du thé pendant tout le temps de la cure. Il faut user tout aussi sobrement des boissons spiritueuses que des aliments : prises avec modération, elles ne sont pas contre-indiquées ; la bière, rarement bien faite, ne passe pas bien ; les eaux minérales, mêlées avec du vin, ne conviennent pas non plus pendant le repas ; le punch, le bischoff, le vin chaud sont nuisibles.

Pour le succès de la cure, il est encore nécessaire d'avoir l'esprit calme, de ne pas s'occuper de travaux intellectuels trop sérieux et de ne pas se tourmenter de soucis domestiques. On recherchera au contraire la société gaie, les lectures agréables, la musique, etc. Les promenades, faites le matin et le soir, sans fatigue, contribuent beaucoup à hâter la guérison. C'est surtout au malade chez qui la circulation du système de la veine-porte se fait mal qu'il faut recommander le séjour fréquent en plein air ; les promenades à cheval et en voiture sont préférables, quand le sol est humide ; il faut éviter avec grand soin tout ce qui peut arrêter la transpiration, naturellement augmentée pendant qu'on fait usage de l'eau minérale. Pour peu que le temps devienne humide, l'air se rafraîchit considérablement dans la vallée ; il est donc indispensable de se munir de vêtements chauds. On se garantira aussi contre l'humidité des pieds, et, les jours de pluie, on se donnera du mouvement dans les vastes corridors, sous la halle de la source et de la salle de danse, où l'on n'a pas de courant d'air à craindre. Le sommeil doit être réglé aussi ; il ne faut pas prolonger les veilles ; on se couchera à dix heures du soir, pour se lever entre cinq et six heures du matin. Il ne faut pas dormir après le dîner, à moins d'en avoir l'habitude. La danse, lorsqu'on s'y livre avec modération, est un exercice convenable; la passion du jeu, celles de Vénus et de Bacchus sont très-pernicieuses.

Les baigneurs chez lesquels il surviendrait quelques accidents, tels que la constipation, des vomissements, des coliques, des difficultés d'uriner, des sueurs trop abondantes, la perte d'appétit, des battements de cœur, des crachements de sang, des vertiges, de l'insomnie, une irrégularité dans la menstruation ou dans le flux hémorrhoïdal, doivent s'adresser au médecin et suivre exactement ses prescriptions. Il arrive souvent que les crises, annonçant une guérison prochaine, n'arrivent que vers la fin du traitement ou même beaucoup plus tard, et les malades ne ressentent les effets bienfaisants des eaux minérales que quelque temps après le retour au foyer domestique. On fait bien de continuer encore, pendant quatre à six semaines, de boire chez soi, le matin, de bonne heure, quelques verres d'eau minérale, et de continuer le régime qu'on a suivi pendant la saison des bains.

CHAPITRE XI.

EXPÉDITION DE L'EAU DE RIPPOLDSAU.

Depuis un temps immémorial on expédie au loin de cette eau, qui, mise dans des bouteilles bien bouchées, conserve ses propriétés pendant des années. On la boit surtout en été, mêlée au vin auquel elle donne une saveur très-agréable. Les envois commencent dès le printemps et durent tout l'été. Les personnes qui, pour une cause quelconque, ne sont pas en état de se rendre aux sources mêmes, où le traitement est sans contredit le plus avantageux, peuvent encore entreprendre une cure d'eau minérale à domicile, avec chance de succès, en ayant soin d'observer toutes les précautions recommandées aux malades qui vont prendre l'eau à la source même.

Pour que l'eau de Rippoldsau conserve toutes ses propriétés, il est nécessaire, 1° de la mettre dans des bouteilles très-fortes et non dans des cruchons, l'expérience ayant prouvé qu'elle se conserve mieux dans les premières. Les bouteilles devront être bien rincées; car le moindre brin de paille ou de fragment de liége qui se trouverait dans l'eau la corromprait.

2° De choisir un temps clair et frais pour remplir les bouteilles et d'éviter les jours de pluie et les trop fortes chaleurs; les soirées, les nuits et les matinées conviennent par ces raisons le plus pendant la saison chaude.

3° L'opération doit être faite avec promptitude et adresse, pour qu'il s'échappe le moins possible de gaz; l'eau est puisée à la source de Joseph.

4° On a soin de fermer les bouteilles immédiatement après les avoir remplies, et de n'employer que des bouchons de liége de première qualité, trempés auparavant dans de l'eau tiède, et de les enfoncer profondément dans le goulot de la bouteille.

5° On recouvre ensuite le goulot avec une vessie qu'on enduit encore de résine.

Le transport des eaux minérales ne devrait être fait qu'avec beaucoup de précaution. Il serait convenable de ne voyager que la nuit, et dans le cas où ce ne serait pas praticable, on devrait au moins recouvrir de toiles mouillées les caisses qui renferment les bouteilles. L'eau, arrivée à destination, sera conservée dans des caves fraîches, sur des rayons de bois, et jamais sur le sable ou la pierre. Quelque bien conservée que soit chaque bouteille, elle dépose un sédiment jaunâtre, qui n'est autre chose que du fer combiné à l'acide carbonique. Ce dépôt sera d'autant plus grand que l'eau aura été plus longtemps en contact avec l'air atmosphérique. On a essayé de remédier autant que possible à cet inconvénient en se servant d'acide carbonique, pour remplacer la couche d'air qu'on laisse au-dessus de la surface de l'eau dans le goulot de la bouteille, pour laisser pénétrer le bouchon. Cet acide carbonique est introduit dans le col de la bouteille, au moyen d'une machine inventée par M. Hecht à Franzensbad, près d'Eger. A l'aide de cette machine on introduit brusquement une colonne d'acide carbonique comprimé dans la partie supérieure de la bouteille; une certaine quantité d'eau s'échappe, et le bouchon peut ensuite être forcé dans le goulot sans faire sauter le vase. On évite ainsi l'introduction de l'air atmosphérique qui, en péroxydant le fer, le fait précipiter. L'eau minérale se conserve alors pendant des années, sans rien perdre de ses qualités ferrugineuses.

Avant de faire usage de l'eau ainsi expédiée, on la laissera reposer pendant quelques jours, et chaque fois qu'on aura débouché une bouteille, il faudra toujours la refermer le plus promptement possible; les premiers verres sont toujours les meilleurs : aussi fait-on bien de se procurer de petites bouteilles, lorsqu'on n'est pas dans le cas d'en vider à la fois une grande. Il faut avoir soin de ne pas secouer la bouteille lorsqu'on l'ouvre, pour ne pas laisser échapper trop de gaz. Si le bouchon a été brisé, on a la précaution de le remplacer par un autre, et on renverse la bouteille sur le goulot, pour mieux la conserver.

Les personnes qui desirent se procurer de l'eau minérale fraîche, doivent s'adresser directement au propriétaire de l'établissement ou à un de ses dépôts, à Strasbourg, Carlsruhe, Fribourg, Donau-Eschingen, etc. On s'assurera, par les bouchons, qui portent à la face inférieure l'empreinte *M. W. Rippoldsau,* que l'eau provient réellement de la source de Rippoldsau.

FIN.

TABLE DES MATIÈRES.

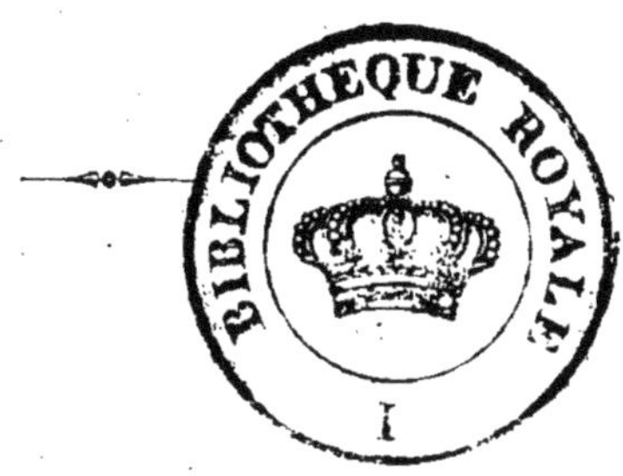

SERVICE DES DILIGENCES.

DU 1er JUIN AU 1er SEPTEMBRE.

ENTRE STRASBOURG ET RIPPOLDSAU.

Arrivée.

Départ de Strasbourg : lundi, mercredi, vendredi et samedi à neuf heures du matin, en passant par Kehl et Appenweier.

Arrivée à Oberkirch : à une heure après midi (on y dîne).

Départ d'Oberkirch : à deux heures après midi.

Arrivée à Petersthal : à quatre heures et quart après midi.

Arrivée à Griesbach : à cinq heures et quart du soir.

Arrivée à Rippoldsau : à huit heures du soir.

Retour.

Départ de Rippoldsau : lundi, mercredi, vendredi et samedi à sept heures et demie du matin.

Départ de Griesbach : à dix heures vingt-cinq minutes du matin.

Départ de Petersthal : à dix heures quarante-cinq minutes du matin.

Arrivée à Oberkirch : à midi quarante-cinq minutes (on y dîne en compagnie avec les voyageurs qui se rendent à Bade et à Carlsruhe).

Départ d'Oberkirch : à deux heures après midi.

Arrivée à Strasbourg : à cinq heures et demie du soir.

ENTRE CARLSRUHE ET BADE.

Départ de Carlsruhe : tous les jours à six heures du matin.

Arrivée à Bade : à neuf heures et demie du matin.

Retour.

Départ de Bade : tous les jours à six heures du soir.

Arrivée à Carlsruhe : tous les jours à neuf heures et demie du soir.

ENTRE BADE ET OBERKIRCH.

Départ de Bade : lundi, mercredi, vendredi et samedi vers neuf heures trois quarts du matin. On passe par Bühl, Achern et Renchen; on arrive à Oberkirch à une heure et demie, et on y dîne avec les voyageurs qui vont de Strasbourg à Rippoldsau.

Retour.

Départ d'Oberkirch : lundi, mercredi, vendredi et samedi à deux heures de l'après-midi, après l'arrivée de la voiture de Rippoldsau. On est à Bade le soir à cinq heures quarante minutes.

DU 15 JUIN AU 15 SEPTEMBRE.

ENTRE FRIBOURG ET RIPPOLDSAU.

Départ de Fribourg : mardi, jeudi et samedi à sept heures du matin, en passant par Waldkirch, Elzach et Haslach.

Arrivée à Hausach : à midi.

Départ : à deux heures. Passant par Wolfach et Schapbach après l'arrivée des diligences qui se rendent de Constance à Carslruhe en passant par Stockach et Schaffhouse.

Arrivée à Rippoldsau : à cinq heures du soir.

Retour.

Départ de Rippoldsau : mercredi, vendredi et samedi à neuf heures du matin, passant par Schapbach et Wolfach.

Arrivée à Hausach : à midi pour rejoindre les diligences qui vont de Carlsruhe à Schaffhouse, Stockach et Constance.

Départ de Hausach : à deux heures après midi; on passe par Haslach, Elzach et Waldkirch, et on arrive à Fribourg à sept heures et demie du soir.

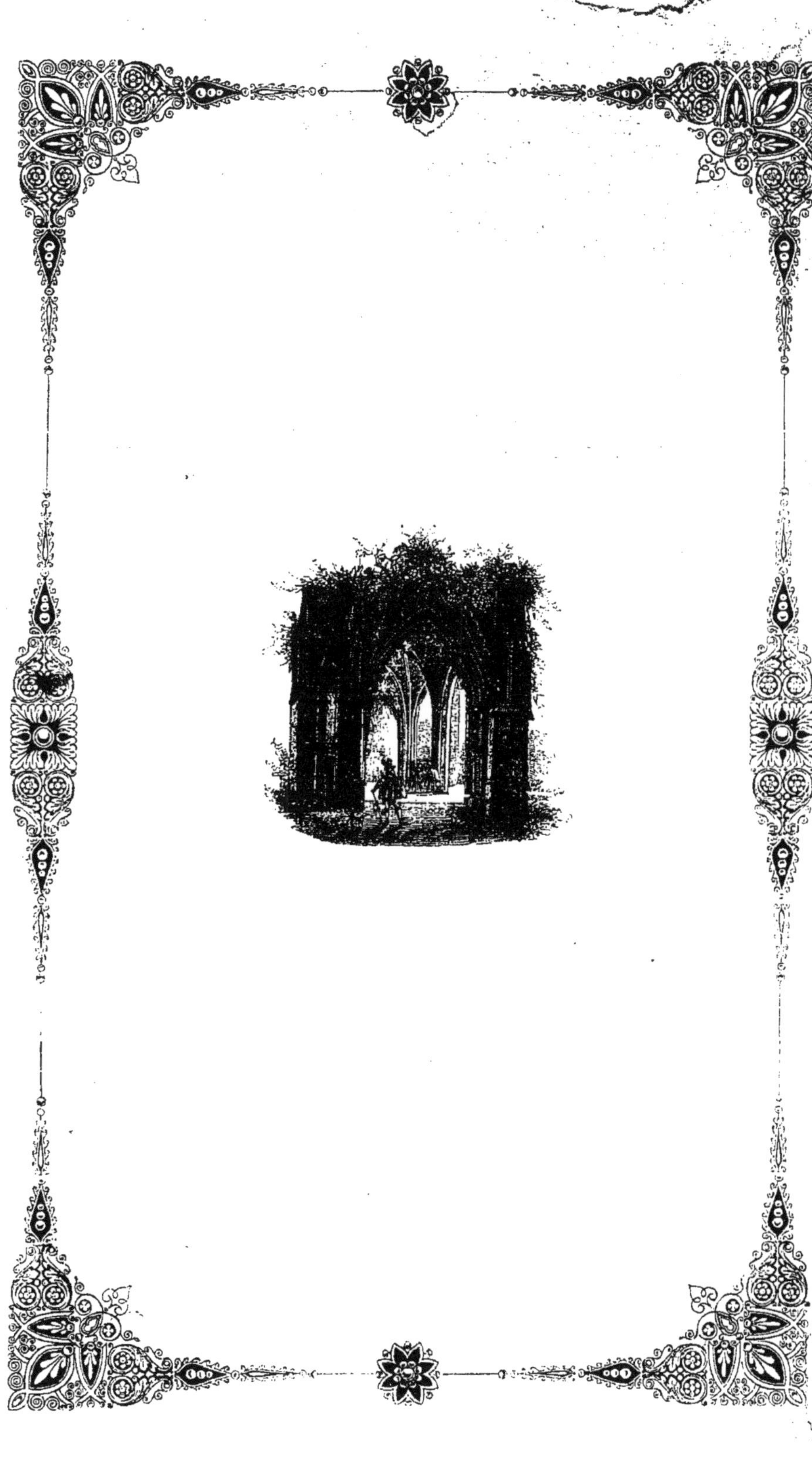

www.ingramcontent.com/pod-product-compliance
Ingram Content Group UK Ltd.
Pitfield, Milton Keynes, MK11 3LW, UK
UKHW020329250726
13967UKWH00004B/1946